Juan Alberto Montaño Hinojosa

Geopatias, Radiestesia, Implementación de las Carpetas Familiares

AF301553

Juan Alberto Montaño Hinojosa

Geopatias, Radiestesia, Implementación de las Carpetas Familiares

Influencia de las Geopatias, Implementación de las Carpetas Familiares y Sala Situacional

Editorial Académica Española

Imprint
Any brand names and product names mentioned in this book are subject to trademark, brand or patent protection and are trademarks or registered trademarks of their respective holders. The use of brand names, product names, common names, trade names, product descriptions etc. even without a particular marking in this work is in no way to be construed to mean that such names may be regarded as unrestricted in respect of trademark and brand protection legislation and could thus be used by anyone.

Cover image: www.ingimage.com

Publisher:
Editorial Académica Española
is a trademark of
International Book Market Service Ltd., member of OmniScriptum Publishing Group
17 Meldrum Street, Beau Bassin 71504, Mauritius

Printed at: see last page
ISBN: 978-620-2-13839-0

"ESTRATÉGIAS DE ENSEÑANZA Y APRENDIZAJE PARA LA EDUCACIÓN SUPERIOR EN SALUD"
15ª VERSIÓN

UNIDAD DIDÁCTICA

FAMILIA, COMUNIDAD Y GESTION: GEOPATIAS, RADIESTESIA, IMPLEMENTACION DE LAS CARPETAS FAMILIARES Y SALA SITUACIONAL

AUTOR: Dr. Juan Alberto Montaño Hinojosa

INDICE

- Unidad Didáctica...1

- Presentación..1

- Propósitos de la Unidad Didáctica...2

- Propósitos de Planes de Clase...3

- Contenidos de Aprendizaje a ser Desarrollados..3

- Metodología del Proceso Enseñanza Aprendizaje..3

- Proceso de Evaluación..4

- Planificación de Aula Geopatias y Radiestesia..6

- Planilla Analítica Geopatias y Radiestesia..11

- Bibliografía Geopatias y Radiestesia..13

- Anexos Geopatias y Radiestesia..14

- Planificación de Aula Carpeta Familiar y Visita Familiar..28

- Planilla Analítica Carpeta Familiar y Visita Familiar...33

- Bibliografía Carpeta Familiar y Visita Familiar...35

- Anexos Carpeta Familiar y Visita Familiar...36

- Planificación de Aula Sala Situacional..52

- Planilla Analítica Sala Situacional...56

- Bibliografía Sala Situacional...58

- Anexos Sala Situacional...59

UNIDAD DIDACTICA
FAMILIA, COMUNIDAD Y GESTIÓN
GEOPATIAS, RADIESTESIA, IMPLEMENTACION DE LA CARPETA FAMILIAR Y SALA SITUACIONAL

Universidad: Universidad "Mayor de San Simón"
Facultad: Facultad de Medicina
Residencia: Residencia en Salud Familiar Comunitaria Intercultural (SAFCI)
Año: 2do Año
Asignatura: Descolonización e Interculturalidad
Docente: Dr. Juan Alberto Montaño Hinojosa
Cantidad de estudiantes: 16 Residentes de 2do año
Unidad: Geopatias y Radiestesia; Carpeta Familiar-Visita Familiar; Construcción de Sala Situacional

I.   PRESENTACION

Los conceptos del proceso salud enfermedad se han ido modificando a lo largo del tiempo y de acuerdo a los últimos descubrimientos que apuntan cada vez más a un origen multifactorial, más que una sola causa. Dentro del origen multifactorial se debe tomar en cuenta aquellos conceptos que manejan las personas de acuerdo a sus usos y costumbres y que no necesariamente están reconocidos por la ciencia moderna y mucho menos son aceptados por el personal de salud, y sin embargo su uso es muy extendido en el área rural, por lo que los mismos debieran ser tomados en cuenta como posibles causas de problemas sanitarios.

Uno de esos conceptos es el de las Geopatias y puntos geopaticos. Las primeras se definen como enfermedades producidas por la tierra, es decir por energías que brotan de la tierra y las segundas son los lugares en la tierra en donde se expresan con mayor fuerza dichas energías, el pasar mucho tiempo en estos puntos daría lugar a alguna alteración en el funcionamiento normal del cuerpo. Po lo que se propone el estudio de la Geopatia y puntos geopaticos como una de muchas posibles causas de problemas sanitarios que el personal de salud debe considerar en su desempeño; el abordaje del mismo ayudara a mejora la relación médico-paciente, al incentivar el respeto usos y costumbres de las personas que vaya a atender en el marco de la Interculturalidad.

La Nueva Política en Salud Familiar Comunitaria Intercultural (SAFCI), indica en su componente de atención, que la forma de atención a los usuarios debe cambiar, indicando que el personal de salud debe de recorrer su área de influencia realizando las Visitas Familiares donde apliquen la Carpeta Familiar, el cual se convierte en un instrumento de seguimiento a todos los componentes de la familia en una determinada zona, además de darnos el diagnostico de salud de dicha zona, identificado los problemas más urgentes y diseñando junto con la comunidad posibles soluciones a dichos problemas.

Por este motivo, los Residentes de Segundo Año, deben implementar la Carpeta Familiar en sus Comunidades de influencia a fin de saber cuántas familias y personas tienen, coordinar con sus dirigentes y autoridades comunales acciones de promoción y prevención de la salud, realizar planes de seguimiento para las familias más vulnerables identificadas y tener un control sobre los integrantes de la familia.

Como complementación a las Carpetas Familiares, el personal de salud debe de construir la Sala Situacional, misma que viene a ser la representación esquemática del servicio de salud y sus áreas de influencia, donde se indican datos demográficos y la situación de salud de cada persona y la comunidad en su conjunto, por lo que se convierte en una herramienta útil e importante para la toma de decisiones futuras para trazar estrategias de promoción y prevención, la Sala Situacional se construye a partir de datos obtenidos de la Carpeta Familiar.

Para tal efecto se usara el enfoque constructivista, mismo que consiste en que el aprendizaje se centra en el alumno, donde le mismo construye su conocimiento a partir de las orientaciones que le da el Profesor, en este sentido la Unidad Didáctica propuesta está centrado en los Residentes donde los mismos construirán sus propios criterios y sacaran sus propias conclusiones respecto a los temas propuestos en base a una serie de actividades que deberán realizar tanto en el aula como en el lugar de trabajo (sus comunidades de influencia), al terminar los temas, los Residentes estarán en condiciones de decidir si toma en cuenta lo aprendido o busca una explicación científica para explicar los problemas sanitarios que atienda, tendrán la capacidad de realizar un correcto llenado de la Carpeta Familiar durante la Visita Familiar, además de construir correctamente la Sala Situacional y saber interpretar los resultados de la Carpeta y Sala Situacional para la toma de decisiones en busca de acciones de Promoción y Prevención de eventos adversos a la Salud en sus áreas de influencia.

II.   PROPÓSITO DE LA UNIDAD DIDÁCTICA

Propiciar, en los residentes de 2º año, el desarrollo de capacidades reflexivas y críticas que les permitan tomar decisiones respetando los usos y costumbres de los comunarios y apoyados en la aplicación e interpretación de instrumentos para la promoción y prevención en salud.

III. PROPÓSITOS DE LOS PLANES DE CLASE

1. Generar un ambiente de apertura y reconocimiento acerca de causas no convencionales respecto de los problemas sanitarios.

2. Brindar experiencias de aprendizaje acerca de la aplicación contextualizada a cada población de instrumentos de recojo de información.

3. Desarrollen criterios para utilizar críticamente la información disponible en la elaboración de estrategias para abordar las problemáticas en salud identificadas.

IV. CONTENIDOS DE APRENDIZAJE A SER DESARROLLADOS

TEMA I: Geopatias y Radiestesia

TEMA II: Llenado correcto de la Carpeta Familiar en la Visita Familiar

TEMA III: Construcción y Elaboración de la Sala Situacional.

V. METODOLOGIA DEL PROCESO ENSEÑANZA – APRENDIZAJE:

1. PREINSTRUCCIONAL.- Consiste en la introducción al tema propuesto a través de una explicación interactiva del mismo y de los propósitos de la clase, la motivación de los participantes, la exploración de los conocimientos previos acerca del tema y la facilitación de bibliografía.

2. COINSTRUCCIONAL.- Desarrollo del tema mediante la aplicación de diversas estrategias, pertinentes al tema, los propósitos, los participantes, el tiempo disponible, por ejemplo el uso de organizadores gráficos, que facilite la comprensión de dicho tema, también trabajos grupales y la explicación del experimento a realizar (V de Gowin en el caso de los puntos geopaticos).

3. POSTINSTRUCCIONAL.- Refuerzo de la comprensión y el aprendizaje del llenado de la Carpeta Familiar, de la Visita Familiar y de la Sala Situacional a través del análisis de las dificultades encontradas por los Residentes y como las solucionaron, síntesis y aplicación en la formulación de Hipótesis por parte de los Residentes sobre la aplicabilidad o no de los Puntos Geopaticos como posibles causas de problemas sanitarios.

VI.   **PROCESO DE EVALUACION.-** La misma consistirá en tres etapas:

- <u>Evaluación según el sujeto.-</u>

  o *Autoevaluación.-* Realizada al final del proceso de enseñanza con el propósito de conocer la percepción que tienen los estudiantes de los procesos de enseñanza y aprendizaje que se aplicaron para el desarrollo de los temas propuestos.
  o *Coevaluación.-* Al terminar los Trabajos Grupales, donde se quiere conocer la percepción de un grupo respecto al otro en cuanto al trabajo en equipo y desenvolvimiento de sus integrantes durante el trabajo grupal y que sean útiles para mejorar el proceso personal y grupal de aprendizaje
  o *Heteroevaluación.-* Realizado por el docente, que se realizara al final de todo el proceso de enseñanza con el propósito de conocer los logros y aprendizaje que los estudiantes alcanzaron con relación a las temáticas abordadas.

- <u>Evaluación según el momento.-</u>

  o *Evaluación Diagnostica.-* (recuperación de conocimientos previos) con el propósito de conocer e indagar los conocimientos que los estudiantes tienen a cerca de los puntos geopaticos, de la Carpeta Familiar y de la Sala Situacional, pero también para conocer las habilidades en el reconocimiento de dichos puntos, sobre el llenado de la Carpeta Familiar y la construcción de la Sala Situacional,
  o *Evaluación Formativa.-* para evaluar los contenidos actitudinales y procedimentales como un proceso de mejora en relación a sus habilidades de comunicación, actitudes en relación, valores en relación. Así mismo para evaluar los pasos y procedimientos que los Residentes deben dominar para llenar la Carpeta Familiar, realizar la Visita Familiar y construir la Sala Situacional. Sin embargo también se realizara este tipo de evaluación para retroalimentar los aprendizajes que vayan logrando los estudiantes a lo largo del avance de la materia.

- <u>Evaluación Sumativa</u>.- El puntaje de aprobación mínimo en todos los casos será de 71 puntos y el máximo de 100.

Con referencias a las Técnicas e Instrumentos de evaluación se recurrirá a la resolución de problemas con instrumentos que permitan valorar los aprendizajes de tipo conceptual (prueba objetiva), aprendizajes de tipo procedimental (listas de cotejo) y actitudinal (rubrica) durante los pasos seguidos en el experimento, en el llenado de la Carpeta y en la construcción de la Sala Situacional.

Planificación de aula

GEOPATIAS Y RADIESTESIA

1. Datos generales

Universidad: Universidad "Mayor de San Simón"
Facultad: Facultad de Medicina
Residencia: Residencia en Salud Familiar Comunitaria Intercultural (SAFCI)
Año/ Semestre: 2do Año
Asignatura: Descolonización e Interculturalidad
Docente: Dr. Juan Alberto Montaño Hinojosa
Cantidad de estudiantes: 16 Residentes de 2do año
Tema: Geopatias y Radiestesia
Total de horas planificadas: 12 Horas

2. Competencias médicas en la que se circunscribe la planificación y resultados de aprendizaje

Competencias médicas	Campos de competencia	Resultados de aprendizaje
COMPETENCIAS ESPECIFICAS		
Investigación y aplicación del método científico	• Tener en la actividad profesional un punto de vista crítico, creativo, con escepticismo constructivo y orientado a la investigación • Capacidad de formular hipótesis, recolectar y valorar de forma crítica la información para la resolución de problemas, siguiendo el método científico.	• **DEFINIR QUE ES RADIETESIA Y GEOPATIAS** • **IDENTIFICAR PUNTOS GEOPATICIOS**
Promoción de la salud y Prevención de la enfermedad	• Reconocimiento de amenazas a la salud de los individuos o comunidades en riesgo • Capacidad para respetar y considerar a otras alternativas a la Medicina Académica.	• **REFLEXIONAR SOBRE OTRAS ALTERNATIVAS A LA MEDICINA ACADEMICA CLINICA.**

COMPETENCIAS GENERICAS		
Habilidades para la apropiada elaboración de decisiones y de razonamiento y juicios clínicos	• Aplicación del juicio clínico y medicina basa en evidencia para la práctica medica • Capacidad para lidiar con la incertidumbre y la ambigüedad • Análisis y toma de decisiones	• **CONCLUIR SOBRE LOS RESULTADOS DE LA INVESTIGACIÓN SOBRE PUNTOS GEOPATICOS**
Obtener y utilizar la información	• Registro, recuperación, análisis de información utilizando varios métodos, incluyendo las computadoras	
COMPETENCIAS PROFESIONALES	• Capacidades de autoaprendizaje y autoevaluación de su propio desempeño	
Desarrollo personal	• Responsabilidad por su propio desempeño y desarrollo profesional, incluidos el cuidado de su salud y el desarrollo de su carrera.	• **REFLEXIONAR SOBRE OTRAS ALTERNATIVAS A LA MEDICINA ACADEMICA CLÍNICA**
Rol del médico en el establecimiento sanitario	• Reconocimiento del rol del profesional como médico, docente, administrador e investigador. Esto implica el deseo del médico de contribuir a la investigación aun de manera modesta y de construir la evidencia que sirve de base a la práctica médica.	

3. **Propósito**

Generar un ambiente de apertura y reconocimiento acerca de causas no convencionales respecto de los problemas sanitarios.

4. **Contenidos**

Conceptuales	Procedimentales	Actitudinales
Geopatias	• Reconocimiento de puntos geopaticos a través de la radiestesia.	• Visión crítica respecto a buscar otras causas y explicaciones para problemas de salud.
Puntos Geopaticos	• Descripción los efectos de un punto geopatico en una planta de maceta.	

Radiestesia	• Realización de informes conclusivos de la utilidad de los puntos geopaticos como cusas de problemas de salud.	• Respeto a otros puntos de vista respecto a causas de problemas de salud.

5.   Secuencia didáctica

Momentos	Situaciones didácticas	Recursos	Tiempo	Evaluación
Inicio: 1.- Pre instruccional a) Presentación de propósitos	El propósito se dará a conocer luego de la lectura y análisis de un caso clínico que no concuerda con lo aprendido en la universidad (ANEXO 1)	Marcadores no permanentes, pizarra acrílica, caso clínico impreso.	15 minutos	
b) Motivación	Se realizan Preguntas abiertas para despertar el interés por el tema de los Residentes, para generar lluvia de ideas: - ¿Por qué algunos problemas de salud no tienen una explicación lógica y razonable? - ¿Cómo actuarían si una o más personas les dice que su hijo tiene un problema de salud distinto a los aprendidos en la Universidad? - ¿Porque algunas personas y plantas aparentan estar enfermos todo el tiempo?	Marcadores no permanentes, pizarra acrílica, preguntas impresas.	20 minutos	

c) Recuperación de Conocimientos previos	Para esta parte también se plantea el uso de preguntas dirigidas tales como: - ¿Han oído hablar de las Energías de la tierra? - ¿Saben cómo se manifiestan estas energías? - ¿Saben que usos puede tener estas energías de la tierra, o qué efectos puede producir tras su exposición?	Marcadores no permanentes, pizarra acrílica, preguntas impresas	15 minutos	Evaluación Diagnostica: Lluvia de ideas.
Desarrollo: 2.- Coinstruccional a) Contrastación de conocimientos previos con nuevos contenidos. b) Estructuración de conocimientos nuevos	- Exposición participativa del Tema usando el Organizador gráfico: Mentefacto (ANEXO 3). - Discusiones en Grupos de trabajo de cuatro personas donde los Residentes realizan un análisis de lo aprendido y sacan conclusiones por grupo sobre la aplicabilidad del tema en el trabajo. - Presentación de un Ensayo por Residente sobre el tema en estudio. (ANEXO 2).	- Tema a exponer en Organizador Grafico Mentefacto, cinta de pegar. - Paleógrafos, Marcadores no permanentes, cinta de pegar, pizarra acrílica.	- 15 minutos - 20 minutos	Evaluación sumativa: Técnica de Resolución de problemas: prueba objetiva (ANEXO 4).

c) Aplicabilidad	- Usando Diagrama en V o "V de Gowin" se explica a los Residentes la siguiente tarea que deben realizar en sus lugares de trabajo (ANEXO 5).	- El Organizador Grafico en Paleógrafo, cinta de pegar.	- 20 minutos	
	- Identificación de punto geopatico en su lugar de trabajo, poner una planta de maceta en dicho punto y registrar lo que suceda.	- 2 Varillas de metal de 75 Cm Aproximadamente cada una, dobladas en 90º en uno de los extremos que mida 15 cm aproximadamente, o rama de árbol fresca en forma de. - Cuerdas de dos colores diferentes. - Cualquier planta en maceta. - Cuadernos de Campo para anotar los cambios, lápiz o lapicero, borrador (ANEXO 7).	- Tres meses	Técnica de Observación, Lista de Cotejo (ANEXO 6).
c) Productos	- Informe escrito de las Conclusiones y Análisis de los Resultados del Experimento.	- Informe Escrito en físico - Cuaderno de Campo	10 Minutos	Técnica de Análisis de Discurso, Rubrica para el Cuaderno de Campo (ANEXO 8).
Finalización: 3.- Post-instruccional a) Síntesis	- En los mismos grupos de trabajo los Residentes analizan y discuten los Resultados del Experimento, cada residente argumenta y defiende su posición respecto al tema.	- Paleógrafos, marcadores no permanentes, cinta de pegar	30 minutos	- Evaluación Formativa: Técnica de Intercambio Oral, Rubrica en una Mesa Redonda (ANEXO 9).
b) Metacognicion c)	- Los grupos elaboran conclusiones sobre la aplicabilidad del tema en el diagnóstico y tratamiento de problemas de salud en sus Comunarios.	- Paleógrafos, marcadores no permanentes, cinta de pegar	20 minutos	
d) Celebración	- Cierre del Tema, Actividad Lúdica Convivencia (Apthapi).	- Cada Residente debe traer algún alimento de su comunidad a ser compartido entre todos (ANEXO 10).	Sin límite de tiempo	

PLANILLA ANALITICA GEPATIAS Y RADIESTESIA

PLANIFICACION DE LA EVALUACION DE APRENDIZAJES

Universidad: Universidad "Mayor de San Simón"
Facultad: Facultad de Medicina
Residencia: Residencia en Salud Familiar Comunitaria Intercultural (SAFCI)
Año/ Semestre: 2do Año
Asignatura: Descolonización e Interculturalidad
Docente: Dr. Juan Alberto Montaño Hinojosa
Cantidad de estudiantes: 16 Residentes de 2do año
Tema: Geopatias y Radiestesia

Competencia	Campo de competencia	Resultados de aprendizaje	Tipo de contenido a evaluar	Técnicas de Evaluación	Instrumentos de evaluación	Medios/recursos para evaluar	Tipo de evaluación			Sujeto evaluador			Puntaje asignado %
							D	F	S	A	C	H	
Investigación y aplicación del método científico.	• Tener en la actividad profesional un punto de vista crítico, creativo, con escepticismo constructivo y orientado a la investigación • Capacidad de formular hipótesis, recolectar y valorar de forma critica la información para la resolución de problemas, siguiendo el método científico.	IDENTIFICAR PUNTOS GEOPATICIOS	PROCEDIMETAL	OBSERVACION	LISTA DE COTEJO	UBICACIÓN D MACETA EN PUNTO GEOPATICO			X			X	35
		DEFINIR QUE ES RADIETESIA Y GEOPATIAS	CONCEPTUAL	RESOLUCION DE PROBLEMAS	PRUEBA OBJETIVA	TOMA DE EXAMEN			X			X	35
Habilidades para la apropiada elaboración de decisiones y de razonamiento y juicios clínicos.	• Aplicación del juicio clínico y medicina basa en evidencia para la práctica medica • Capacidad para lidiar con la incertidumbre y la ambigüedad • Análisis y toma de decisiones	CONCLUIR SOBRE LOS RESULTADOS DE LA INVESTIGACION SOBRE PUNTOS GEOPATICOS	HABILIDADES DE COMUNICACION	INTERCAMBIO ORAL	RUBRICA	MESA REDONDA			X				30

Obtener y utilizar la información	• Registro, recuperación, análisis de información utilizando varios métodos, incluyendo las computadoras.											
Promoción de la salud y Prevención de la enfermedad	• Reconocimiento de amenazas a la salud de los individuos o comunidades en riesgo • Capacidad para cumplir, cuando se apropiado, los principios básicos de la prevención de enfermedades y la promoción de la salud.	REFLEXIONAR SOBRE OTRAS ALTERNATIVA S A LA MEDICINA ACADEMICA	ACTITUDINAL	ANALISIS DE DISCURSO	RUBRICA	CUADERNO DE CAMPO		X		X		
Desarrollo personal	• Capacidades de autoaprendizaje y autoevaluación de su propio desempeño • Responsabilidad por su propio desempeño y desarrollo profesional, incluidos el cuidado de su salud y el desarrollo de su carrera											
Rol del médico en el establecimient o sanitario	• Reconocimiento del rol del profesional como médico, docente, administrador e investigador. Esto implica el deseo del médico de contribuir a la investigación aun de manera modesta y de construir la evidencia que sirve de base a la práctica medica											

<u>BIBLIOGRAFIA GEOPATIAS Y RADIESTESIA</u>

http://www.geobiologia.org/gea/images/stories/pdfs/articulo_gea_boletin_80.pdf

http://www2.itl.cat:8080/Formacio/CAT/web/Documentacio/Documentaico%20cursos/Taller%20ge
obiologia/Article_Radiestesia_aplicada_a_la_Geobiologia.pdf

https://www.pasadofuturo.com/radiestesia-redesteluricas.htm

ANEXOS GEOPATIAS Y RADIESTESIA

ANEXO 1

<u>CASO CLINICO</u>

Menor varón de 9 años de edad aproximadamente, traído por sus padres a un Servicio de Salud con un cuadro de 24 horas de evolución caracterizado por presentar erupciones cutáneas pruriginosas (ronchas) en varias partes del cuerpo de tamaño similar, los padres no refieren otra sintomatología y tampoco presenta otra sintomatología. El médico de guardia le hace la revisión respectiva y no encuentra otros datos llamativos aparte de las erupciones, por lo que le indica antihistamínico IM y VO con impresión diagnostica de reacción alérgica inespecífica, Urticaria?.

A los dos días las ronchas aumentaron de tamaño y numero, y se tornaron más pruriginosas, además que desde esta mañana presenta alzas térmicas no cuantificadas, los padres intentan bajar la fiebre con medios físicos y mates hierbas consideradas medicinales, para las ronchas le ponen unos ungüentos también a base de hierbas medicinales, al no surtir efecto deciden llevarlo de nuevo al Centro de Salud, el Médico de guardia al ver el cuadro del niño, indica exámenes de laboratorio (Sangre, Orina y Heces), luego de la toma de muestras le receta antibiótico vía oral y antipirético y que continúe con el antihistamínico con la presunción de Infección bacteriana, a los otros dos días se recibe el reporte de los laboratorios y lo único fuera de lo normal es una ligera anemia, todo lo demás dentro de parámetros normales.

Mientras tanto la sintomatología cede y vuelve a aparecer, al principio es espaciado pero cada vez los síntomas vuelven más rápido, los padres continúan con el tratamiento casero a base de plantas medicinales y ahora también encomiendan el tratamiento a "Dios", los medicamentos recetados ya no surten efecto y los antibióticos le producen dolor de barriga, por lo que deciden suspender los mismos, ante la reconsulta el Medico se molesta cuando los padres le cuentan que suspendieron el antibiótico e indica que deben cumplir lo que se les indica y que es por eso que el niño no mejora.

Los padres del niño al ver que no surten efecto los medicamentos deciden llevarlo a una clínica particular X donde se le hace un examen físico más detallado, se repite los laboratorios y se piden otros más como cultivo de orina y sangre, luego de eso y a solicitud de los padres quienes solicitan ponerle un medicamento "fuerte" el medico encargado le indica antibiótico "fuerte" intravenosa, antihistamínicos IM y antipiréticos VO, además de sugerir internación para observación. Los padres al ver el estado de su hijo aceptan. La madre se queda en la sala del niño.

Al día siguiente hay leve mejoría del niño, la fiebre cedió y las ronchas comienzan a desaparecer y el niño se siente mejor por lo que es dado de alta en horas de la tarde y cobran a los padres un "monto" considerado justo por la clínica y se va con medicamentos orales que los padres le dan en horario.

El niño se siente mejor y pasa la noche con relativa normalidad.

Ya son 7 a 8 días aproximadamente y en la mañana el niño vuelve a presentar alzas térmicas y las ronchas, por lo que los padres ya no saben qué hacer y se sienten impotentes.

Al comentar el caso con la abuela materna la misma le dice que no es enfermedad de médicos, le sugiere visitar a una señora que sabe de estas cosas (Medico Tradicional), los padres con cierta incertidumbre asisten, la señora realiza lo que viene a llamarse "leer la coca" donde indica que el niño hizo algo que molesto a la "Pachamama" y por eso esta así, ella indica que tiene lo que se llamaría "Jap´eqa", los padres consultan al niño y el indica que jugando destruyo un hormiguero y les hecho agua caliente, la Medico Tradicional realiza unos rituales con k´oa por tres días e indica a los padres que deben pedir perdón a las hormigas, es decir a la "Pachamama", los padres hacen lo solicitado y al día siguiente el niño muestra mejoría cosa que en los siguientes dos días desaparecen los síntomas y signos por completo.

ANEXO 2

FORMATO DE ENSAYO

1.- Introducción: Debe contener la problemática que dio origen a los cuestionamientos que se hizo el autor, el marco teórico y la pregunta o hipótesis a tratar en el ensayo. Generalmente se requiere un mínimo de dos párrafos, aunque suelen ser más. La problemática debe tener importancia e interés. También en este punto se anticipa en forma breve el punto de vista que adoptará el desarrollo. En otras palabras, el objetivo del trabajo.

2.- Desarrollo: Es en este punto donde se comienzan a desarrollar las ideas principales del autor con el fin de comprobar su hipótesis. Es importante recordar que un párrafo es aquel que está compuesto por una idea central y tres o cuatro ideas secundarias. Las ideas secundarias son aquellas que confirman la idea central. Pueden ser citas de autores expertos o bibliográficas, estadísticas, desarrollos de ideas fundamentadas en diversas fuentes, ejemplos y contraejemplos, y preguntas que inviten a la discusión o debate y que se relacionan con las ideas principales del texto.

3.- Conclusión: En esta se hace una paráfrasis de todo lo anterior. Se pueden sintetizar los párrafos anteriores, formular la opinión personal o los comentarios personales de los aspectos tratados o se puede invitar a otros textos o debates al respecto.

MODELO DE ENSAYO

1. Título atractivo

2. Introducción

- Redacta la idea principal del ensayo.
- Usa la cita de un experto en el tema, cita de un autor de un artículo científico para apoyar la idea y fundamenta.
- Formula una pregunta que será respondida en el desarrollo del ensayo y que relacione la idea principal del resto del texto o párrafos.

3. Desarrollo

Primer Párrafo

- Plantea una idea y apóyala con una cita textual de experto o bibliografía.
- Fundamenta la idea planteada con información obtenida sobre el tema. Segundo Párrafo
- Desarrolla una segunda idea con información obtenida de diversas fuentes.
- Da ejemplos claros referentes a la idea. Formula preguntas que inviten a la discusión o al debate y que se relacionen con la idea principal del párrafo siguiente. Tercer Párrafo
- Desarrolla una tercera idea.
- Apoya la idea con una cita textual de un experto o de bibliografía.
- Fundamenta la idea con información al respecto obtenida de diversas fuentes.

4. Conclusión

- Haz una paráfrasis de todo lo anterior sintetizando los párrafos anteriores.
- Usa una cita textual de experiencia u otros.
- Formula tu opinión personal; Haz comentarios personales sobre los aspectos tratados.

MENTEFACTO GEOPATIAS

ANEXO 3

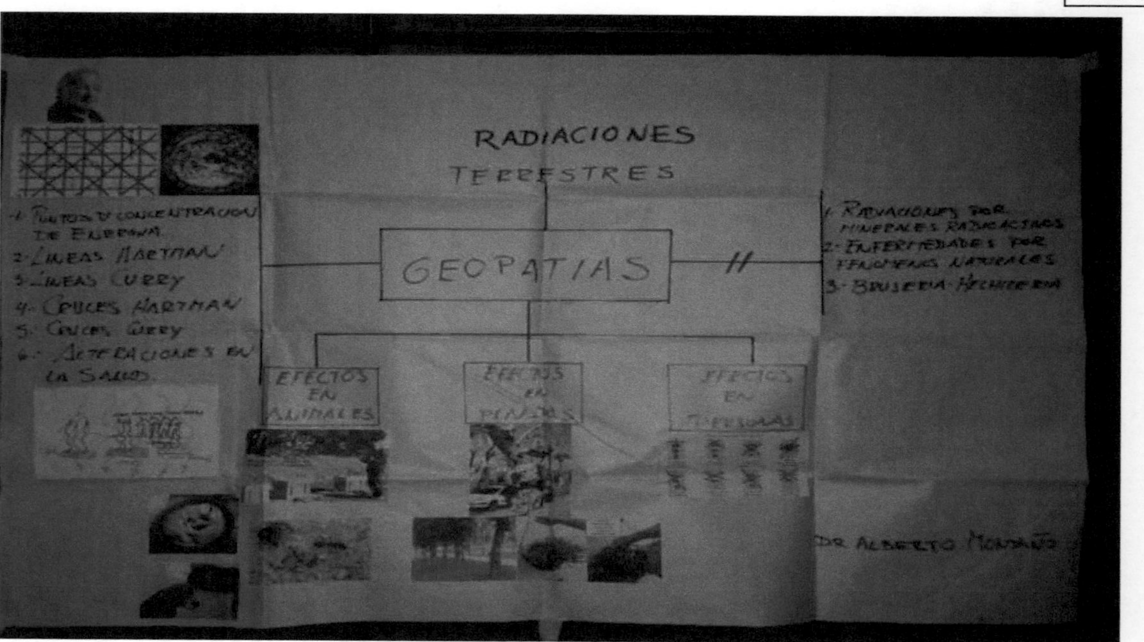

ANEXO 4

CUESTIONARIO PARA EVALUAR CONTENIDOS CONCEPTUALES

GEOPATIAS Y RADIESTESIA

NOMBRE DEL RESIDENTE:...

COMUNIDAD:...MUNICIPIO:...

FECHA:...C.I.:..

I) EN EL SIGUIENTE GRUPO DE PREGUNTAS ENCIERRE EN UN CIRCULO CUAL ES LA OPCION CORRECTA

1.- Encierre en un Círculo la Respuesta Correcta

A.- Los puntos geopaticos son producidos por alteraciones en el subsuelo principalmente por acción de la mano del hombre

B.- Los puntos geopaticos son puntos de energía que disminuyen en fuerza cuando más se alejan del subsuelo

C.- La Red de Hartamn es una Red de energía formada por las líneas de Curry

D.- Las líneas de Hartman no disminuyen en fuerza al alejarse del subsuelo

2.- En relación al efecto que producen los puntos geopaticos

A.- En los insectos les produce confusión y los suele volver agresivos

B.- Se puede identificar un punto geopatico observando donde pasan más tiempo los gatos.

C.- Los perros acostumbran descansar en puntos geopaticos

D.- Las abejas se alejan de los puntos geopaticos

3.- En relación al efecto que producen los puntos geopaticos en el hombre

A.- Los hombres pasan más tiempo en un punto geopatico cuando están trabajando

B.- Generalmente los puntos geopaticos no son perjudiciales para el hombre esto depende del tiempo que se pase sobre los mismos

C.- Se ha demostrado que uno de los efectos a corto plazo de la exposición a puntos geopaticos es la aparición repentina de neoplasias en alguna parte del cuerpo

D.- Al estar una zona del cuerpo expuesta a un punto geopatico por un tiempo considerable, produce mínimas alteraciones en su función.

4.- En relación a los puntos geopaticos

A.- Son producidos por alteraciones geográficas en el subsuelo como ríos subterráneos, fallas geológicas o similares.
B.- Los Cruces Hartman son producidos por cruces de líneas Hartman y Curry
C.- Las Líneas Curry son producidas por intersección de líneas Hartman
D.- Las estrellas energéticas son lugares de poca concentración de energía y no son muy relevantes

5.- En relación a los instrumentos usados para identificar puntos geopaticos

A.- Uno de los más usados son las varillas de metal
B.- La rama de árbol en Y solo sirve para ubicar agua subterránea
C.- El péndulo es un método para identificar el efecto de los puntos geopaticos apuntando a la zona del cuerpo afectada
D.- Las varillas de metal solo sirven para identificar puntos geopaticos

II).- EN EL SIGUIENTE GRUPO DE PREGUNTAS RESPONDA SI EL ENUNCIADO ES FALSO O VERDADERO

6.- Las líneas Hartman se extienden de Norte a Sur y de Este a Oeste **V**   **F**

7.- Los Cruces Curry están producidas por las líneas Hartman   **V**   **F**

8.- Los Puntos geopaticos hacen que los perros se queden en un solo lugar **V**   **F**

9.- Los puntos geopaticos produce malestar en las hormigas   **V**   **F**

10.- Las Lineas Curry discurren de norte a sur y de este a oeste   **V**   **F**

III).- LEA ATENTAMENTE Y REPONDA CON LETRA CLARA, LEGIBLE Y CON LAPIZ

11.- Que son los puntos geopaticos?

12.- Como se producen los puntos geopaticos?

13.- Que es una Red de Hartman?

14.- Que efectos produce un punto geopatico en las abejas?

15.- Cual es la distancia promedio entre una línea de Hartman y otra?

DIAGRAMA EN V

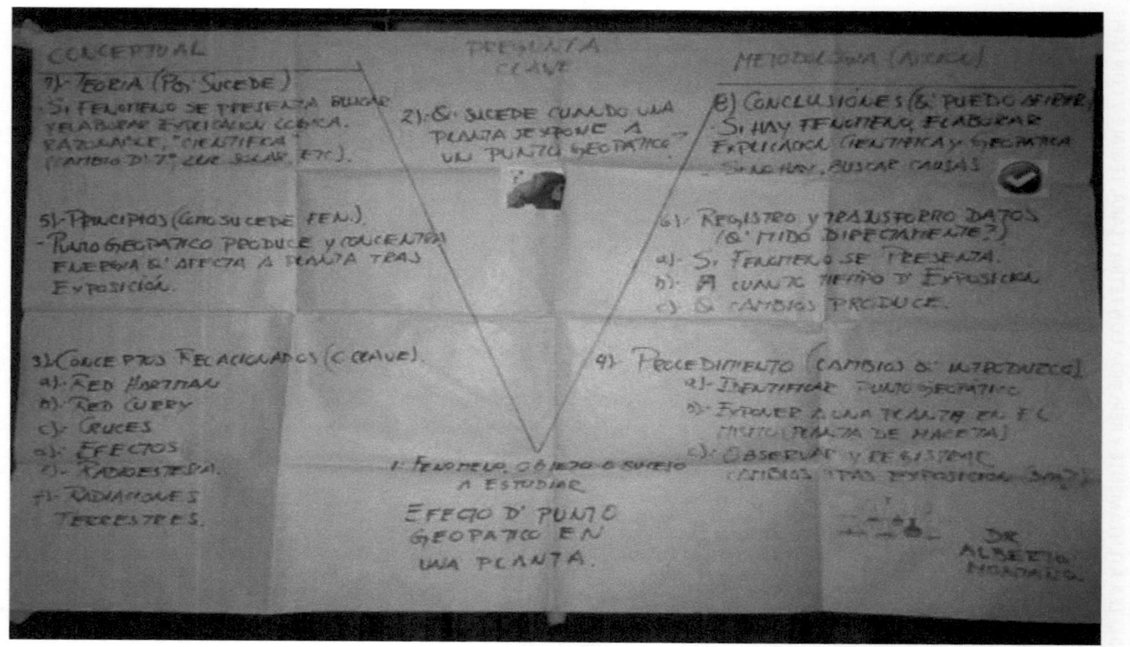

ANEXO 6

LISTA DE COTEJO PARA EVALUAR CONTENIDOS PROCEDIMENTALES

EFECTO DE PUNTO GEOPATICO EN PLANTA DE MACETA

NOMBRE DEL RESIDENTE:...

COMUNIDAD:...MUNICIPIO:...

FECHA DE LLENADO:...

CRITERIO DE EVALUACION	SI	NO
El Residente tiene todos los materiales para realizar el ejercicio		
Ubica un punto cardinal para encontrar puntos geopaticos		
Usa correctamente los materiales para identificar puntos geopaticos		
Identifica correctamente los puntos geopaticos usando las varillas de metal		
Sitúa correctamente la planta en el punto geopatico identificado		
Registra periódicamente lo que ocurre con la planta		
Muestra su Cuaderno de Campo correctamente llenado		
Se cerciora de que la planta tenga condiciones óptimas para su desarrollo normal		

FIRMA JEFE DE ENSEÑANZA   **FIRMA RESIDENTE**

<u>MATERIALES E INSTRUMENTOS</u>

ANEXO 7

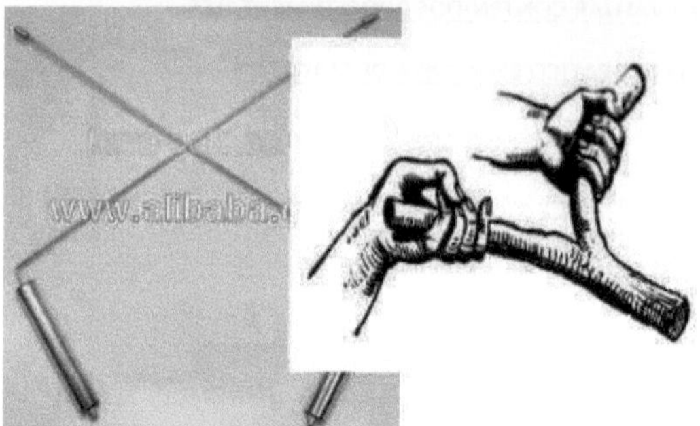

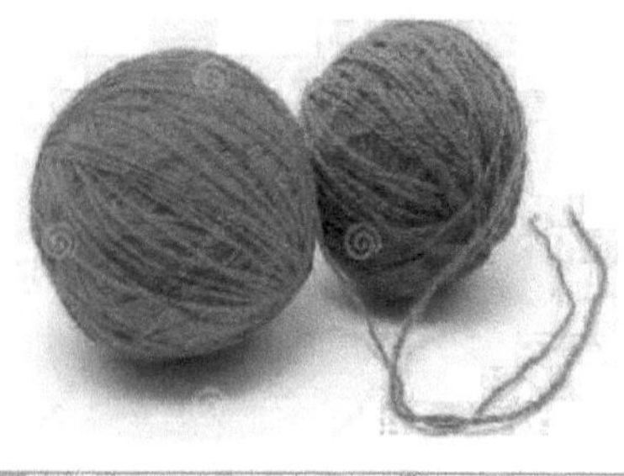

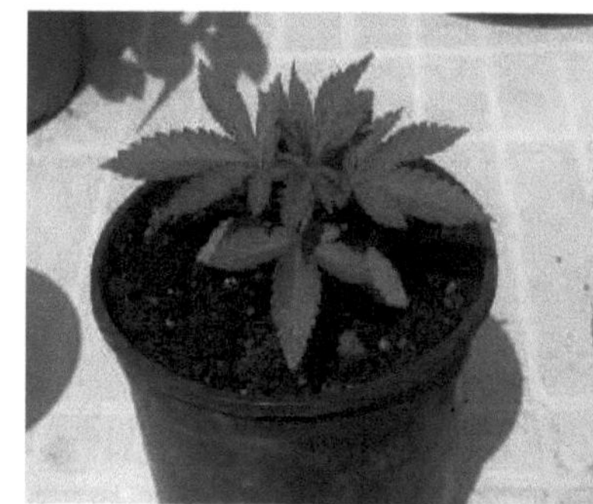

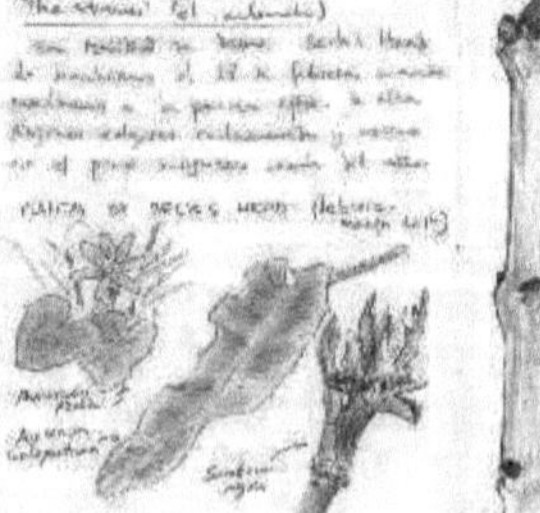

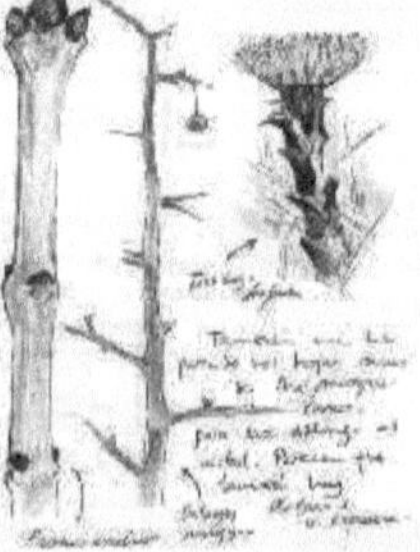

RUBRICA PARA EVALUAR CUADERNO DE CAMPO

ANEXO 8

CRITERIO A EVALUAR	NIVEL				RESIDENTE 1	RESIDENTE 2	RESIDENTE 3	RESIDENTE 4
	EXCELENTE (4)	SATISFACTORIO (3)	PUEDE MEJORAR (2)	INADECUADO (1)				
Llenado del Cuaderno de Campo	El Cuaderno de Campo esta llenado	Esta llenado un 70% del mismo	Esta llenado un 50% del mismo	Esta llenado menos del 50%				
Descripción de actividades en orden cronológico	Todas las Actividades descritas en Orden Cronológico	Todas Actividades descritas no siguen orden cronológico	Actividades descritas al azar	No tiene descritas actividades				
Letra Legible y entendible	Letra fácil de leer, se entienden los conceptos	Letra legible se entienden algunos conceptos	Difícil Leer y entender conceptos	Letra ilegible				
Coherencia en los párrafos descritos en el Cuaderno de Campo	Hay coherencia en los párrafos del Cuaderno de Campo	Hay coherencia en más de la mitad de los párrafos del cuaderno de campo	Hay coherencia en menos de la mitad de los párrafos	Coherencia en algunos párrafos				
Contiene imágenes dibujadas o fotografías de todas las actividades en orden cronológico	Contiene imágenes en orden cronológico	Contiene imágenes, algunas no siguen orden cronológico	Imágenes sin orden cronológico	Algunas imágenes				

25

RUBRICA PARA MESA REDONDA

CRITERIO A EVALUAR	NIVEL				RESIDENTE 1	RESIDENTE 2	RESIDENTE 3	RESIDENTE 4
	EXELENTE (4)	SATISFACTORIO (3)	PUEDE MEJORAR (2)	INADECUADO (1)				
Expresión de Conceptos e ideas de forma clara y entendible	Expone sus conceptos e ideas de forma clara y entendible	Expone sus ideas y conceptos de forma clara pero usa muletillas	Deja a medias sus ideas y conceptos no termina de exponerlas	No se entiende lo que quiere exponer				
Exposición de resultados de trabajo de forma clara y precisa	Expone sus resultados de forma clara y precisa	Expone sus resultados de forma clara le falta precisión	Sus resultados son ambiguos poco comprensibles	No se entienden los resultados que quiere exponer				
Argumentación de ideas y conceptos convincente para los demás	Convence a los demás de sus ideas y conceptos	Cuesta convencer a los demás e sus ideas y conceptos	Los demás refutan fácilmente sus ideas y conceptos	No tiene argumentos para sus ideas y conceptos				
Defensa de hipótesis con argumentos claros	Defiende su hipótesis con argumentos claros	Defiende su hipótesis con argumentos poco convincentes	Su hipótesis no tiene argumentación	No puede defender su hipótesis.				
Lógica en ideas que se argumentan	Tiene lógica en lo que expresa	A intervalos se sale del tema	Se confunde con facilidad	No hay lógica en lo que argumenta.				

APTHAPI

ANEXO 10

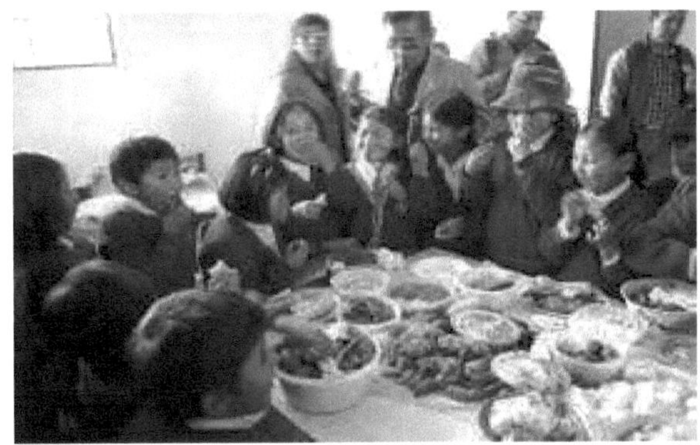

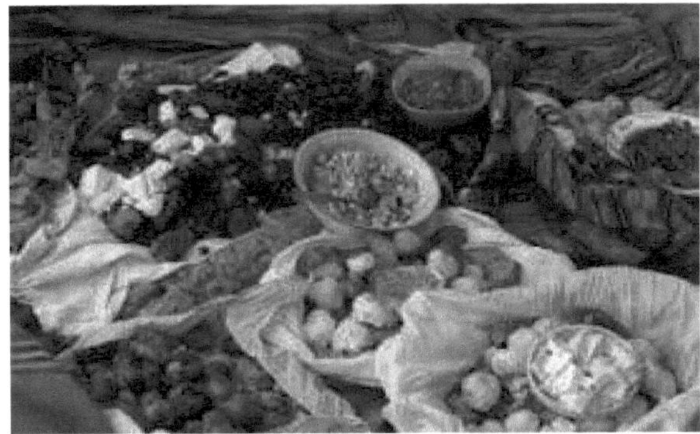

Planificación de aula

CARPETA FAMILIAR Y VISITA FAMILIAR

2. Datos generales

Universidad: Universidad "Mayor de San Simón"
Facultad: Facultad de Medicina
Residencia: Residencia en Salud Familiar Comunitaria Intercultural (SAFCI)
Año/ Semestre: 2do Año
Asignatura: Familia Comunitaria y Prevención
Docente: Dr. Juan Alberto Montaño Hinojosa
Cantidad de estudiantes: 16 Residentes de 2do año
Tema: Carpeta Familiar y Visita Familiar
Total de horas planificadas: 12 Horas

2. Competencias médicas en la que se circunscribe la planificación y resultados de aprendizaje

Competencias médicas	Campos de competencia	Resultados de aprendizaje
COMPETENCIAS ESPECIFICAS		
Promoción de la salud y Prevención de la enfermedad	• Reconocimiento de amenazas a la salud de los individuos o comunidades en riesgo • Capacidad para cumplir, cuando se apropiado, los principios básicos de la prevención de enfermedades y la promoción de la salud •	• **LLENADO CORRECTO DE LA CARPETA FAMILIAR** • **DISEÑO CORRECTO DEL FAMILIOGRAMA**
COMPETENCIAS GENERICAS		
Habilidades para la apropiada elaboración de decisiones y de razonamiento y juicios clínicos	• Capacidad para comunicarse de varias maneras, en forma oral, escrita, cara a cara, por teléfono, con pacientes, familiares de ellos, con colegas y con el público en general.	• **COMUNICACIÓN EFICAZ CON LA FAMILIA EN LA VISITA FAMILIAR**

Obtener y utilizar la información	• Registro, recuperación, análisis de información utilizando varios métodos, incluyendo las computadoras	• **RESGUARDO CORRECTO DE LAS CARPETAS FAMILIARES**
COMPETENCIAS PROFESIONALES	• Capacidades de autoaprendizaje y autoevaluación de su propio desempeño	• **ESTARTEGIAS DE COMUNICACIÓN CON LA FAMILIA Y COMUNIDAD**
Desarrollo personal	• Responsabilidad por su propio desempeño y desarrollo profesional, incluidos el cuidado de su salud y el desarrollo de su carrera	

3. **Propósito**

Brindar experiencias de aprendizaje acerca de la aplicación contextualizada a cada poblacion de instrumentos de recojo e interpretación de información.

4. Contenidos

Conceptuales	Procedimentales	Actitudinales
Estructura y Llenado de la Carpeta Familiar	• Llenado Correcto de la Carpeta Familiar.	• Estrategias de Comunicación con la Familia y la Comunidad.
Diseño del Familiograma	• Elaboración Correcta del Familiograma.	
Visita Familiar	• Resguardo de las Carpetas Familiares.	

5. Secuencia didáctica

Momentos	Situaciones didácticas	Recursos	Tiempo	Evaluación
Inicio: 1.- Pre instruccional a) Presentación de propósitos	El propósito se dará a conocer tras la lectura de la Normativa Nacional referente a las Carpetas Familiares (ANEXO 1)	Normativa Nacional Impresa, Normativa en Power Point, Data Laptop.	15 minutos	- No necesario evaluar
b) Motivación	Se realizan Preguntas abiertas para despertar el interés por el tema de los Residentes, para generar lluvia de ideas: - ¿Por qué el sistema actual de salud no funciona? - ¿Porque el personal de salud no quiere salir a comunidad? - ¿Porque los usuarios se siguen quejando de malos tratos por parte del personal de salud?	Marcadores no permanentes, pizarra acrílica, preguntas impresas.	20 minutos	
c) Recuperación de Conocimientos previos	Para esta parte se solicita a los Residentes que presenten un Ensayo (ANEXO 2) sobre el Conocimiento que tengan sobre: - La utilidad de la Carpeta Familiar. - Como hacer una Visita Familiar y su utilidad	Ensayo en físico de los Residentes	30 minutos	Evaluación Diagnóstica: Lluvia de ideas

Desarrollo: 2.- Coinstruccional d) Contrastación de conocimientos previos con nuevos contenidos.	- Exposición participativa del Tema usando Presentación en Power Point (ANEXO 3). - Exposición Participativa del Diseño del familiograma usando presentación en Power Point (ANEXO 4)	- Tema a exponer en Power Point - Tema a exponer en Power Point	- 40 minutos - 20 minutos	Técnica de Resolución de problemas, prueba objetiva (ANEXO 5).
e) Estructuración de conocimientos nuevos	- Discusiones grupales de 4 personas que concluyan en al menos 5 estrategias para implementar las Carpetas en sus áreas de influencia (5 estrategias por grupo)	- Paleógrafos, Marcadores no permanentes, cinta de pegar, pizarra acrílica.	- 20 minutos	Técnica de Observación, Lista de Cotejo (ANEXO 6).
f) Aplicabilidad	- Implementación de las Carpetas Familiares en sus áreas de influencia. - Realización de correcta Visita Familiar. - Diseño correcto del Familiograma	- Carpetas Familiares, lápices, borradores, tablas de madera	- tres meses	
g) Productos	- Carpetas llenadas correctamente al 100%. - Plan de Seguimiento a las Familias más vulnerables. - Resguardo de las Carpetas Familiares.	- Carpetas llenadas - Plan de seguimiento en físico - Lugar donde se resguardan las Carpetas.	- 1 día por residente durante los acompañamientos.	

Finalización: 3.- Post-instruccional			
e) Síntesis	- Discusiones grupales donde residentes discuten los casos más relevantes que encontraron al realizar las Carpetas Familiares y como lo solucionaron.	- Paleógrafos, marcadores no permanentes, cinta de pegar	30 minutos	- Evaluación Formativa. Técnica de Intercambio Orla: Rubrica (ANEXO 7)
f) Metacognicion	- Los grupos elaboran conclusiones sobre la eficacia de las estrategias que emplearon.	- Paleógrafos, marcadores no permanentes, cinta de pegar	20 minutos	
g) Celebración	- Cierre del Tema, Actividad Lúdica Convivencia (Apthapi).	- Cada Residente debe traer algún alimento de su comunidad a ser compartido entre todos (ANEXO 8).	Sin límite de tiempo	

PLANILLA ANALITICA CARPETA FAMILIAR Y VISITA FAMILIAR

PLANIFICACION DE LA EVALUACION DE APRENDIZAJES

Universidad: Universidad "Mayor de San Simón"
Facultad: Facultad de Medicina
Residencia: Residencia en Salud Familiar Comunitaria Intercultural (SAFCI)
Año/ Semestre: 2do Año
Asignatura: Familia Comunitaria y Prevención
Docente: Dr. Juan Alberto Montaño Hinojosa
Cantidad de estudiantes: 16 Residentes de 2do año
Tema: Carpeta Familiar y Visita Familiar

Competencia	Campo de competencia	Resultados de aprendizaje	Tipo de contenido a evaluar	Técnicas de Evaluación	Instrumentos de evaluación	Medios/recursos para evaluar	Tipo de evaluación			Sujeto evaluador			Puntaje asignado %
							D	F	S	A	C	H	
Promoción de la salud y Prevención de la enfermedad	• Reconocimiento de amenazas a la salud de los individuos o comunidades en riesgo • Capacidad para cumplir, cuando se apropiado, los principios básicos de la prevención de enfermedades y la promoción de la salud.	LLENADO CORRECTO DE LA CARPETA FAMILIAR	PROCEDIMETAL	OBSERVACION	LISTA DE COTEJO	LLENADO DE LA CARPETA FAMILIAR EN FAMILIA SIMULADA			X			X	30
		DISEÑO CORRECTO DEL FAMILIOGRAMA	CONCEPTUAL	RESOLUCION DE PROBLEMAS	PRUEBA OBJETIVA	TOMA DE EXAMEN			X			X	30

Habilidades de Comunicación	• Capacidad para comunicarse de varias maneras, en forma oral, escrita, cara a cara, por teléfono, con pacientes, familiares de ellos, con colegas y con el público en general.	COMUNICACIÓN EFICAZ CON LA FAMILIA EN LA VISITA FAMILIAR	HABILIDADES DE COMUNICACIÓN	INTERCAMBIO ORAL	RUBRICA	FAMILIA SIMULADA		X	20
Obtener y utilizar la información	• Registro, recuperación, análisis de información utilizando varios métodos, incluyendo las computadoras	RESGUARDO CORRECTO DE LAS CARPETAS FAMILIARES	PROCEDIMENTAL	OBSERVACION	LISTA DE COTEJO	CARPETAS ORDENADAS Y DISPUESTAS POR COMUNIDAD	X	X	20
Desarrollo personal	• Capacidades de autoaprendizaje y autoevaluación de su propio desempeño • Responsabilidad por su propio desempeño y desarrollo profesional, incluidos el cuidado de su salud y el desarrollo de su carrera	ESTARTEGIAS DE COMUNICACIÓN CON LA FAMILIA Y COMUNIDAD	ACTITUDINAL	ANALISIS DE DISCURSO	RUBRICA	FAMILIA SIMULADA	X	X	

<u>BIBLIOGRAFIA CARPETA FAMILIAR Y VISITA FAMILIAR</u>

1.- Ministerio de Salud. Instructivo de Llenado y Manejo de la Carpeta Familiar y del Instrumento de Sistematización Anual. Serie de Documentos Técnico-Normativos. Publicación 292. Gestión 2012. La Paz-Bolivia.

2.-Ministerio de Salud. Plan de capacitación a los Equipos Facilitadores de los Departamentos en el llenado y manejo de la Carpeta Familiar, de su Sistematización Manual y Software, para su Implementación a Nivel Nacional. SNIS-VE (La Paz - Bolivia 2012).

3.- Ministerio de Salud. Guía de Visita Familiar. Serie de Documentos Técnico-Normativos. Publicación 411. Gestión 2015 La Paz-Bolivia.

3.- Instructivo Carpeta Familiar (La Paz-Bolivia 2012)

4.- http://www.sns.gob.bo

ANEXOS

CARPETA

FAMILIAR

ANEXO 1

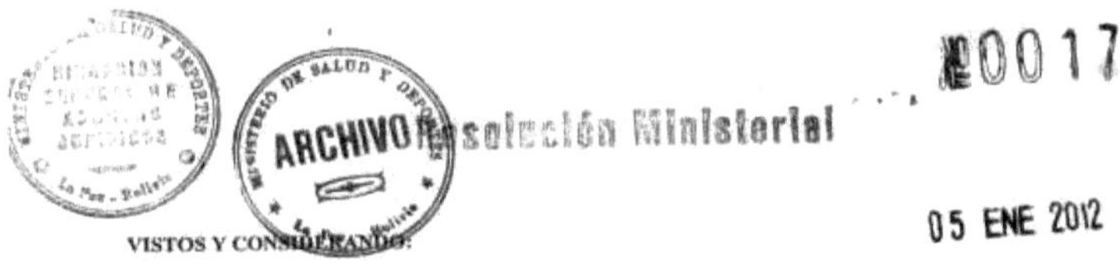

Resolución Ministerial

N0017

05 ENE 2012

VISTOS Y CONSIDERANDO:

Que, La Constitución Política del Estado, en su artículo 37, dispone que el Estado tiene la obligación indeclinable de garantizar y sostener el derecho a la salud, que se constituye en una función suprema y primera responsabilidad financiera. Se priorizara la promoción de la salud y la prevención de las enfermedades;

Que, el Decreto Supremo N° 29894 de 07 de febrero de 2009, de Estructura Organizativa del Órgano Ejecutivo del Estado Plurinacional, señala en su artículo 90, inciso f), que es atribución de la señora Ministra de Salud y Deportes, formular, desarrollar, supervisar y evaluar la implementación de las políticas de salud;

Que, el Ministerio de Salud y Deportes, en el marco del actual plan Nacional de Desarrollo y el Plan de Desarrollo Sectorial, ha definido lineamientos de gestión pública, con el propósito de implementar el Sistema Único de Salud, con enfoque Familiar, Comunitario e Intercultural y con la misión de articularse con la medicina tradicional;

Que, es responsabilidad del Ministerio de Salud y Deportes, desarrollar los instrumentos que faciliten la implementación de la política de Salud Familiar Comunitaria intercultural;

POR TANTO

La Señora Ministra de Salud y Deportes, en uso de sus atribuciones que le confiere el Decreto Supremo N° 29894 de 7 de febrero de 2009;

RESUELVE:

Artículo Primero.- Se pone en vigencia el uso obligatorio de la Carpeta Familiar en los subsectores público de salud y de la seguridad social, como el instrumento básico de implementación de la Política de Salud Familiar Comunitaria Intercultural, que enfatiza la promoción de la salud y la prevención de la enfermedad y los riesgos

Artículo Segundo.- El registro en las carpetas familiares (carpetización) de los ciudadanos y las ciudadanas bolivianas y de los extranjeros con residencia permanente en territorio nacional, se constituye en uno de los requisitos básicos para el acceso a los beneficios del Sistema Único de Salud.

Artículo Tercero.- El resguardo y custodia de las carpetas familiares es responsabilidad de los establecimientos de salud de primer nivel de atención y, en los casos que corresponda, de los establecimientos de segundo nivel de atención. El llenado de la carpeta familiar, está cargo del personal de salud de estos establecimientos: médicos, enfermeras y auxiliares de enfermería.

Artículo Cuarto.- Se instruye al Sistema Nacional de Información en Salud y Vigilancia Epidemiológica (SNIS-VE), cumpliendo la normativa del ciclo y flujo de la información, incluir variables sobre determinantes sociales, factores de riesgo para la salud y hechos vitales de la Carpeta Familiar.

Artículo Quinto.- La implementación de la carpeta familiar, la supervisión de su llenado y su manejo, queda bajo la responsabilidad de los Servicios Departamentales de Salud, de la Red Municipal de Salud y del Director Municipal de Salud, en el subsector público; y de los Directores de los Policlínicos y Establecimientos de Primer Nivel, en el caso de los entes gestores del Seguro Social Obligatorio a Corto Plazo.

La Dirección General de Promoción de la Salud, el Sistema Nacional de Información en Salud, las Direcciones Departamentales de Salud y el Instituto Nacional de Seguros de Salud – INASES, quedan a cargo del fiel cumplimiento de la presente Resolución en todo el territorio del Estado Plurinacional de Bolivia.

Regístrese, hágase saber y archívese.

EA/mlv.

Dr. Martin Maturano Trigo
VICEMINISTRO DE SALUD
Y PROMOCION
MINISTERIO DE SALUD Y DEPORTES

Dra. Nila Heredia Miranda
MINISTRA DE SALUD
Y DEPORTES
ESTADO PLURINACIONAL DE BOLIVIA

COPIA FIEL DEL ORIGINAL

ANEXO 2

FORMATO DE ENSAYO

1.- Introducción: Debe contener la problemática que dio origen a los cuestionamientos que se hizo el autor, el marco teórico y la pregunta o hipótesis a tratar en el ensayo. Generalmente se requiere un mínimo de dos párrafos, aunque suelen ser más. La problemática debe tener importancia e interés. También en este punto se anticipa en forma breve el punto de vista que adoptará el desarrollo. En otras palabras, el objetivo del trabajo.

2.- Desarrollo: Es en este punto donde se comienzan a desarrollar las ideas principales del autor con el fin de comprobar su hipótesis. Es importante recordar que un párrafo es aquel que está compuesto por una idea central y tres o cuatro ideas secundarias. Las ideas secundarias son aquellas que confirman la idea central. Pueden ser citas de autores expertos o bibliográficas, estadísticas, desarrollos de ideas fundamentadas en diversas fuentes, ejemplos y contraejemplos, y preguntas que inviten a la discusión o debate y que se relacionan con las ideas principales del texto.

3.- Conclusión: En esta se hace una paráfrasis de todo lo anterior. Se pueden sintetizar los párrafos anteriores, formular la opinión personal o los comentarios personales de los aspectos tratados o se puede invitar a otros textos o debates al respecto.

MODELO DE ENSAYO

1. Título atractivo

2. Introducción

- Redacta la idea principal del ensayo.
- Usa la cita de un experto en el tema, cita de un autor de un artículo científico para apoyar la idea y fundamenta.
- Formula una pregunta que será respondida en el desarrollo del ensayo y que relacione la idea principal del resto del texto o párrafos.

3. Desarrollo

Primer Párrafo

- Plantea una idea y apóyala con una cita textual de experto o bibliografía.
- Fundamenta la idea planteada con información obtenida sobre el tema. Segundo Párrafo - Desarrolla una segunda idea con información obtenida de diversas fuentes.
- Da ejemplos claros referentes a la idea.
- Formula preguntas que inviten a la discusión o al debate y que se relacionen con la idea principal del párrafo siguiente. Tercer Párrafo. Desarrolla una tercera idea.
- Apoya la idea con una cita textual de un experto o de bibliografía.
- Fundamenta la idea con información al respecto obtenida de diversas fuentes.

4. Conclusión

- Haz una paráfrasis de todo lo anterior sintetizando los párrafos anteriores.
- Usa una cita textual de experiencia u otros.
- Formula tu opinión personal; Haz comentarios personales sobre los aspectos tratados

PRESENTACION POWER POINT CARPETAS FAMILIARES

ANEXO 3

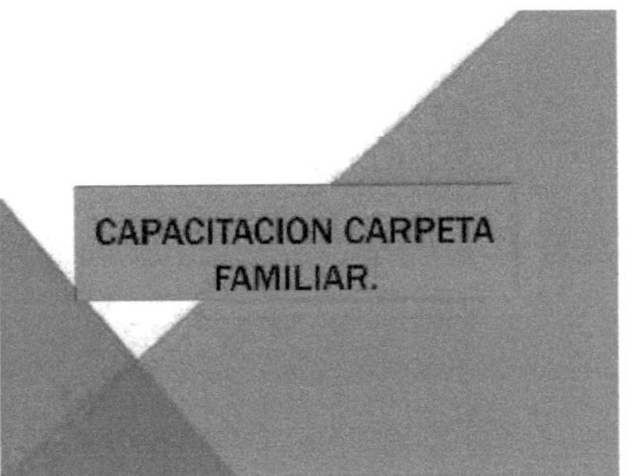

ACÁPITES DE LA CARPETA FAMILIAR

I. DATOS GENERALES
II. CROQUIS DE UBICACIÓN DE LA VIVIENDA
III. FAMILIOGRAMA
IV DETERMINANTES DE SALUD
V. SALUD DE LOS INTEGRANTES DE LA FAMILIA
VI COMPORTAMIENTO FAMILIAR
VII EVALUACION DEL COMPORTAMIENTO FAMILIAR
VIII RESULTADO DE LA EVALUACIÓN DE LA SALUD FAMILIAR

ACÁPITES DE LA CARPETA FAMILIAR

IX. FORMA DE AYUDA FAMILIAR NECESARIA
X. ASPECTOS SOCIOCULTURALES
XI. MEDICINA TRADICIONAL Y PARTICIPACION COMUNITARIA
XII NACIMIENTOS
XIII DEFUNCIONES
XIV OBSERVACIONES ESPECIALES.

¿QUÉ ES LA CARPETA FAMILIAR?

Es un Instrumento de Captación de información, a su es un instrumento mixto, pues al mismo tiempo que capta información también utiliza información que puede aparecer en las historias clínicas de cada miembro de la familia y por tanto adquiere el carácter de documento secundario.

ES UTIL PARA:

que cada Establecimiento de salud pueda diseñar y evaluar sus estrategias, tomando como base el análisis de la situación de salud de las familias y comunidades a las que ofrece atención, a la vez que contribuye para que otras instancias, mediante la información agregada que debe llegar hasta el nivel de país, puedan identificar determinantes de salud, factores de riesgo, causas de morbilidad y de mortalidad en la población, facilitando la dirección más acertada de las acciones de salud.

¿PARA QUÉ SIRVE LA CARPETA FAMILIAR?

Identificar Determinantes de Salud

Identificar factores de riesgo de las Familias.

Identificar causas de morbilidad – mortalidad de las familias y comunidades bolivianas.

Realizar educación para la salud con las familias.

Planificar visitas domiciliarias del equipo de salud en base a prioridades.

Clasificar a las familias según el rango de riesgo.

Realizar seguimiento a miembros de la familia con problemas de salud.

Mejorar la calidad y oportunidad de la atención.

Elaborar el plan estratégico de salud de y con la comunidad

ENCABEZAMIENTO

Establecimiento de salud: se anotará el nombre y código del establecimiento de salud.

Comunidad, barrio, ciudad, unidad vecinal: se escribirá el nombre propio según corresponda en la cual está la vivienda de la familia.

Código de la carpeta: se anotará el código de la carpeta. Para el pilotaje se considerará: código del departamento, del municipio, del establecimiento de salud y número correlativo de la carpeta asignado para esta ocasión.

DATOS GENERALES.

Los datos generales nos permiten determinar la ubicación de la familia con mayor precisión, en la comunidad y el territorio nacional.

Familia

Idiomas

Hablado: se anotará el idioma que predomina en la comunicación que establece la familia con su entorno.

Materno: se anotará el idioma original de la familia

Dirección de la vivienda

Departamento

Municipio

Organización de salud

Distancia y tiempo desde la vivienda hasta el establecimiento de salud de primer nivel

Km: se anotará el número de kilómetros. Tiempo a pie: se anotará el tiempo necesario para llegar al establecimiento, esclareciendo horas y minutos.

En movilidad: se anotará el tiempo necesario para llegar en movilidad de la vivienda al establecimiento de salud.

Fecha de registro: anotar día, mes y año en que se hizo el llenado de la Carpeta.

Se anotará el nombre y apellidos, así como la categoría ocupacional del registrador o registradora.

A continuación el registrador o registradora debe colocar su firma en el renglón disponible para ello.

II. CROQUIS DE LA VIVIENDA

Dibujar en el espacio blanco el croquis de ubicación de la vivienda tomando encuentra los punto fijos de referencia mas comunes o conocidos por la comunidad, como escuelas, iglesias, ríos, cerros u otros. La orientación será registrada de acuerdo a los puntos cardinales.

III. FAMILIOGRAMA

Se adjunta el instructivo del familiograma al final de este instructivo, recordando que el mismo también se debe llenar al final de obtener todos los datos del primer contacto con la familia.

IV. DETERMINANTES DE SALUD

Se marcará encerrando en un círculo el número que aparecen en la derecha de la opción que corresponda y ese será el puntaje que le corresponda. En cada recuadro los ítems son excluyentes, excepto en el referido al consumo de alimentos que tiene una forma de evaluación diferente.

Estos datos nos permiten evaluar y clasificar el riesgo para la salud que tiene la familia en base a factores determinantes que inciden sobre el grupo familiar y priorizar su atención cada categoría en: bajo riesgo, mediano riesgo, alto riesgo

CONT.

Nombres y apellidos:

Parentesco:

Sexo:

Fecha de nacimiento:

Estado de Salud:

Factores de riesgo y/o enfermedades:

Grupo de riesgo.

Observaciones:

V. SALUD DE LOS INTEGRANTES DE LA FAMILIA.

Este grupo nos permite ver e estado de salud general de los integrantes des de la familia.

Se registra la información de cada integrante de la familia, comenzando por su nombre(s) y apellidos, parentesco con el miembro que se identifique como proveedor principal de la familia, fecha de nacimiento, sexo, factores de riesgo, enfermedades, clasificación por grupo de riesgo según factores y enfermedades, así como observaciones que el personal de salud que llena y actualiza la historia clínica individual y la carpeta familiar considere importante señalar.

CONT.

Factores de riesgo y/o enfermedades:

hábito de fumar, obesidad, sedentarismo, consumo excesivo de alcohol y otros identificados en el área.

enfermedades crónicas no transmisibles, tales como: diabetes mellitus, hipertensión arterial, enfermedades del corazón, insuficiencia renal crónica, insuficiencia hepática y otras que requieran seguimiento lograr el control del paciente.

También enfermedades transmisibles que puedan conducir a la muerte al paciente o a la discapacidad, de no establecerse el tratamiento y control adecuados, tales como: malaria, tuberculosis, Chagas leishmaniosis, hepatitis por virus B o C, fiebre amarilla, VIH/Sida, dengue clásico y hemorrágico, lepra, desnutrición crónica y otras.

grupos vulnerables de la población, como menores de cinco años por el riesgo de desnutrición y mortalidad, las gestantes y puérperas y los adultos mayores de 60 años y más.

CONT.

Enfermedades diarreicas agudas e Infecciones respiratorias agudas, dermatitis agudas deben registrarse en la historia o expediente clínico individual, pero no deben aparecer en la carpeta, pues son transitorias.

En este acápite también debe registrarse cualquier tipo de discapacidad que presente el miembro de la familia, ya sea congénita o adquirida, intelectual o motora.

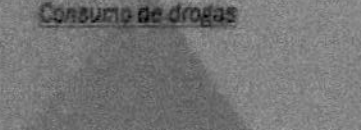

CONT.

Grupo de riesgo.

Una vez identificados y anotados los factores de riesgo, enfermedades o discapacidad que tenga el integrante de la familia, debe procederse a clasificarlo en un grupo según su estado de salud, de la siguiente manera:

Grupo I Sano: sin factores de riesgo ni enfermedades aparentes del tipo de las referidas.

Grupo II Con factores de riesgo.

Grupo III Enfermo (exceptuando las enfermedades agudas que no pasen a la cronicidad, ni dejen secuelas)

Grupo IV Con discapacidad: sea discapacidad congénita o adquirida, motora o intelectual.

VI. COMPORTAMIENTO FAMILIAR

Este acápite trata de visualizar como funciona la familia, si apoyándole es capaz de permitir a cada uno de sus integrantes alcanzar el desarrollo personal que desea.

Fecha

Violencia intrafamiliar

Tabaquismo:

Maltrato infantil

Consumo excesivo de alcohol

Consumo de drogas

VIII. RESULTADOS DE LA EVALUACIÓN DE LA SALUD FAMILIAR

Con problemas de salud a predominio de

Sin problemas de salud

Fecha

VII. EVALUACIÓN DEL COMPORTAMIENTO FAMILIAR.

En cada evaluación del Comportamiento de la Familia, debe clasificarla en alguna de las categorías que aparecen en la Carpeta.

1. Función biosocial. 2. Función económica. 3. Función cultural y afectiva. 4. Función educativa.

Funcional

Si se considera que la familia es funcional, marcar con "√" en la celda de la fecha correspondiente que se realiza la evaluación, entendiendo por tal que la familia cumple con las funciones básicas de la familia y tiene una dinámica adecuada de las relaciones internas.

Disfuncional

Si se considera que la familia incumple con una o más de las funciones básicas de la familia y está afectada la dinámica de las relaciones internas, marcar con "√" en la celda de la fecha correspondiente.

IX. FORMA NECESARIA DE AYUDA A LA FAMILIA

Fecha

Ayuda educativa

Cuando la familia es candidata de recibir información con el objetivo de procurar conocimiento sobre determinados temas de salud y promover la reflexión para estimular la adopción de estilos de vida saludables y patrones de relación funcionales y adaptativos a los cambios, incluyendo los de salud enfermedad. Se aplica fundamentalmente a las familias con riesgo de disfuncionalidad.

Ayuda terapéutica

Cuando la familia haya sido identificada como disfuncional o que "no respeta los usos y costumbres" y sea candidata de recibir este tipo de ayuda.

Ayuda comunitaria

Cuando el personal de salud considera que los problemas que enfrenta la familia no pueden ser solucionados por ésta y requieren el apoyo de factores externos.

X. ASPECTOS SOCIOCULTURALES.

Residencia temporal

Lee

Escribe

Contribución a la economía familiar

Ocupación

Nivel de instrucción

XI. MEDICINA TRADICIONAL Y PARTICIPACIÓN COMUNITARIA.

Medicina tradicional

La medicina tradicional es todo el conjunto de conocimientos, aptitudes y prácticas basados en teorías, creencias y experiencias indígenas de las diferentes culturas, sean o no explicables, usados para el mantenimiento de la salud, así como para la prevención, el diagnóstico, la mejora o el tratamiento de enfermedades físicas o mentales.

Las terapias de la MT incluyen terapias con medicación, si implican el uso de medicinas en base a hierbas, partes de animales y/o minerales, y terapias sin medicación, si se realizan principalmente sin el uso de medicación, como en el caso de la acupuntura, las terapias manuales y las terapias espirituales. (Estrategia de la OMS sobre Medicina Tradicional 2002-2005).

XII. NACIMIENTOS

Este dato nos permite saber cuántos niños (as) han nacido al interior de la familia en la gestión.

Cada número corresponde a un integrante de la familia, respetando el orden en el que aparecen en el acápite V de esta Carpeta Familiar, por tanto el recién nacido debe anotarse con el mismo número que se colocó en ese acápite mencionado.

Este acápite se llena a partir de que se implemente la carpeta. No recoge nacimientos de años anteriores.

XIII. DEFUNCIONES

Permite conocer el número de muertes ocurridas al interior de cada familia y en la comunidad en la gestión.

Cada número corresponde a un integrante de la familia, respetando el orden en el que aparecen en el acápite V de esta Carpeta Familiar. Por tanto cuando fallece uno de los miembros de la familia, los datos deben anotarse en la fila del número que le correspondió cuando fue registrado.

No se incluyen las defunciones ocurridas en gestiones anteriores a la implementación de la carpeta

XIV. OBSERVACIONES ESPECIALES

Anotar la fecha (día, mes, año) cada vez que haga observaciones.

En este acápite deben aparecer observaciones que se consideren necesarias para mejorar el estado de salud de la familia, tales como ayudas ofrecidas y apreciación sobre la respuesta de la familia.

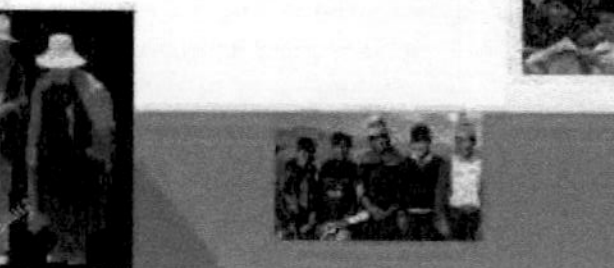
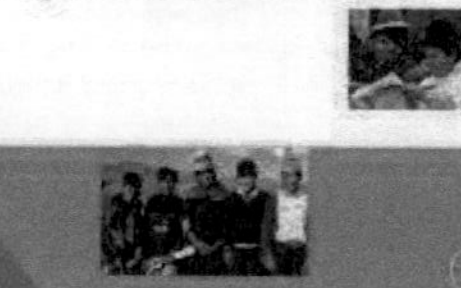
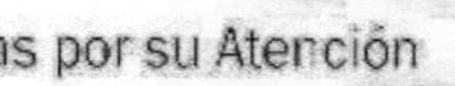

PRESENTACION EN POWER POINT FAMILIOGRAMA

ANEXO 4

FAMILIOGRAMA

¿Qué es el familiograma?

Es una **representación gráfica de la familia**, la cual provee información sobre sus integrantes, en cuanto a su estructura y sus relaciones.

FAMILIOGRAMA

¿Para qué sirve?

Sirve a los profesionales del equipo de Atención Integral de Salud **para evaluar** los siguientes aspectos:

- los miembros que la componen, resaltando los que viven en el hogar.
- las relaciones biológicas y legales.
- las relaciones afectivas,
- los problemas de salud o causas de fallecimiento.

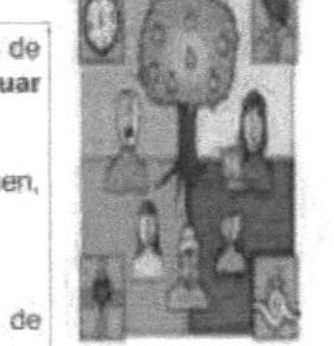

FAMILIOGRAMA

¿Qué permite?

Permite, con un solo golpe de vista, **obtener información acerca de la estructura familiar**, así como de las relaciones entre los miembros.
Constituye un formato de símbolos para dibujar un árbol familiar, involucra tres niveles de información: el mapeo o trazado de la estructura, el registro de información individual y el señalamiento de las relaciones familiares

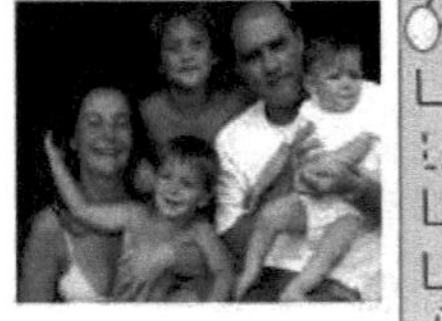

FAMILIOGRAMA

¿Cómo se diseña?

Se diseña **a través de un sistema de símbolos** que expresan las relaciones biológicas y legales entre los miembros de la familia, donde los círculos y cuadrados representan las personas, y las líneas describen las relaciones.

FAMILIOGRAMA

Simbología utilizada

○ mujer
□ varón
○ Aborto inducido
● Aborto espontáneo
✕ fallecido
A Hijo adoptado
△ Embarazo

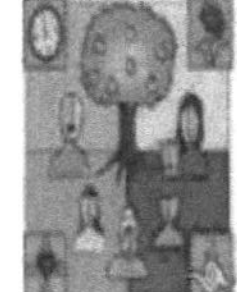

Al iniciar el familiograma, se representa el varón a la izquierda y la mujer a la derecha

FAMILIOGRAMA

Simbología utilizada

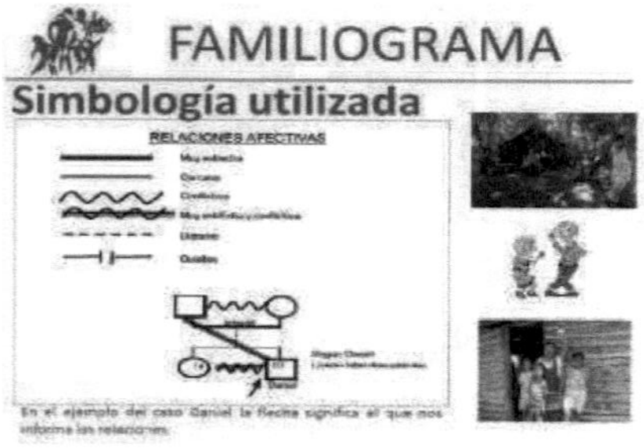

FAMILIOGRAMA

Simbología utilizada

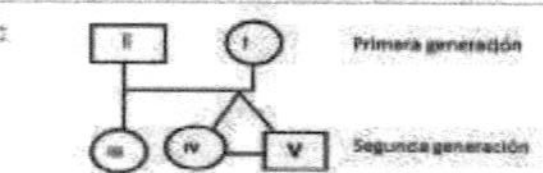

En el ejemplo del caso Daniel la flecha significa al que nos informa las relaciones.

FAMILIOGRAMA

Algunas consideraciones

La numeración de cada miembro de la familia en el familiograma, coincide con la que se le dará en la carpeta familiar, lo que representado en número romano.

Ejemplo:

Primera generación

Segunda generación

También a partir de la segunda generación se deben representar los miembros de la familia según orden de nacimiento de izquierda a derecha.

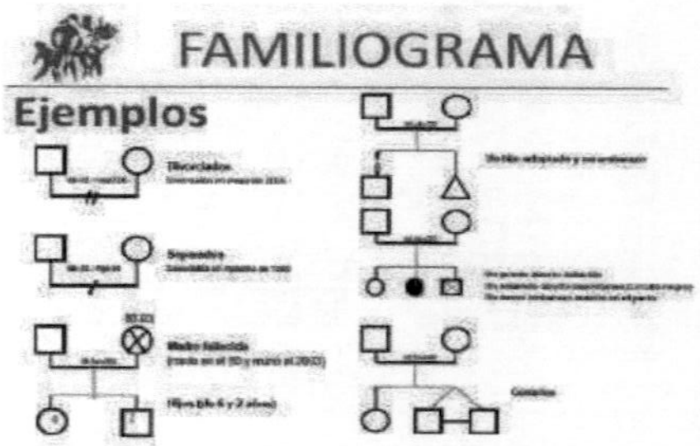

FAMILIOGRAMA

Ejemplos

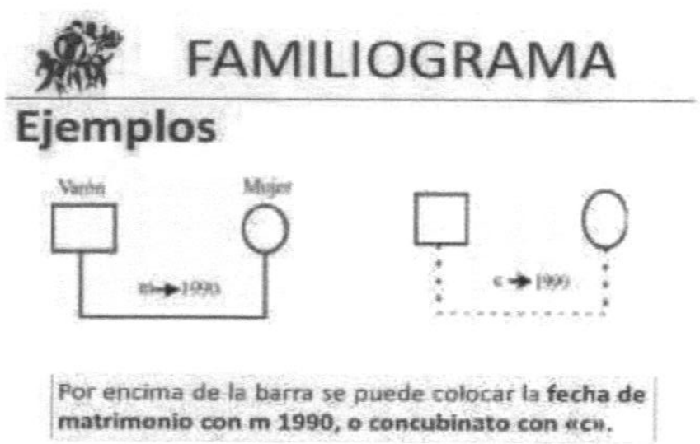

FAMILIOGRAMA

Ejemplos

Varón   Mujer

m � 1990

c ➝ 1990

Por encima de la barra se puede colocar la **fecha de matrimonio con m 1990, o concubinato con «c».**

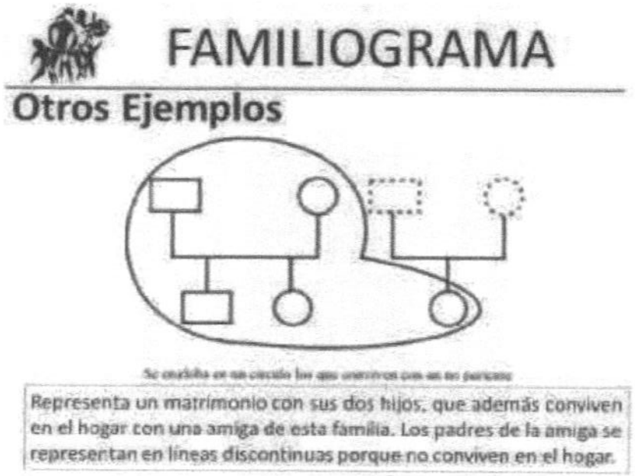

FAMILIOGRAMA

Otros Ejemplos

Se encierra en un círculo los que conviven con en su persona

Representa un matrimonio con sus dos hijos, que además conviven en el hogar con una amiga de esta familia. Los padres de la amiga se representan en líneas discontinuas porque no conviven en el hogar.

FAMILIOGRAMA

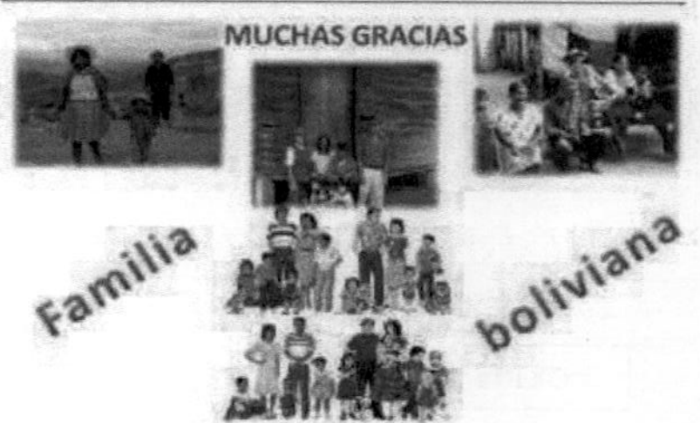

ANEXO 5

CUESTIONARIO PARA EVALUAR CONTENIDOS CONCEPTUALES

CARPETA FAMILIAR Y VISITA FAMILIAR

NOMBRE DEL RESIDENTE:..

COMUNIDAD:...MUNICIPIO:...

FECHA:...C.I.:..

I) EN EL SIGUIENTE GRUPO DE PREGUNTAS ENCIERRE EN UN CIRCULO CUAL ES LA OPCION CORRECTA

1.- Encierre en un Círculo la Respuesta Correcta

A.- Las Carpetas Familiares pueden ser llenadas por cualquier persona

B.- El resguardo de las Carpetas Familiares está a cargo de los dirigentes de la Comunidad

C.- De ser necesario, se puede disponer de los internos y estudiantes de enfermería y medicina para el llenado de las Carpetas Familiares.

D.- Todo el personal de Salud de un Servicio tiene la responsabilidad de llenar la Carpeta Familiar

2.- En relación al llenado de la Carpeta Familiar

A.- Deben ser llenadas con bolígrafo y letra imprenta

B.- Las enfermedades agudas como diarreas y resfríos se anotan en la Historia Clínica pues son pasajeras.

C.- En todas las Determinantes de Salud solo se puede anotar una opción.

D.- El grupo VI de riesgo individual corresponde a que el individuo tenga algún factor de riesgo.

3.- Respecto a las Determinantes de Salud de la Carpeta Familiar

A.- Una Clasificación Amarilla corresponde a Riesgo Bajo.

B.- Si una familia hecha la basura al rio y la quema se deben anotar las dos opciones

<u>C.- En caso de que la familia realice dos o más de las opciones en un inciso se debe anotar la acción que la familia realiza con mayor frecuencia.</u>

D.- En el área rural se supone que si la familia tiene agua por cañería, la misma es potable.

4.- En relación al familiograma

A.- Los símbolos a usar son convenidos con el personal de salud antes de implementar las Carpetas en su área de influencia.

<u>B.- Una línea discontinua significa unión libre</u>

C.- Una Línea discontinua significa matrimonio

D.- El embarazo se representa como un cuadrado pequeño dentro la figura que representa a la mujer

5.- En relación a los integrantes de la familia

A.- En primer lugar se anota los datos del padre de familia pues es la cabeza de la misma.

<u>B.- La clasificación como Grupo de Riesgo I indica algún factor de riesgo presente.</u>

C.- Se deben anotar las defunciones antes y después de la implementación de la Carpeta

D.- Se debe anotar como residencia temporal cuando la familia vive en la misma por más de un año

II).- EN EL SIGUIENTE GRUPO DE PREGUNTAS RESPONDA SI EL ENUNCIADO ES FALSO O VERDADERO

6.- La Carpeta Familiar debe llenarse con lápiz   **V**   **F**

7.- El croquis debe ser lo más exacto posible   **V**   **F**

8.- Los nacidos muertos no se anotan en la Carpeta Familiar   V   F

9.- Consumo de carne por 6 días tiene un puntaje de cero   V   F

10.- El color verde en las Determinantes significa riesgo alto   V   F

III).- LEA ATENTAMENTE Y REPONDA CON LETRA CLARA, LEGIBLE Y CON LAPIZ

11.- Defina familiograma?

12.- Familia compuesta por 5 miembros, los padres casados con tres hijos la mayor mujer de 13, el segundo varón de 10 y el tercero varón de 7, madre embarazada de gemelos, antecedentes de aborto espontaneo. Diseñe el familiograma?

13.- De la familia anterior, el padre fue diagnosticado con CA de cabeza de páncreas, la mama en su control prenatal le indicaron preeclampsia, la hija de 13 se encuentra resfriada. Clasifique a cada integrante de la familia de acuerdo a su riesgo bilógico?

14.- En la familia en cuestión, aparece un primo de 14 años varón que se queda a vivir con ellos porque sus papas están de viaje, también se mudan los abuelos maternos ambos de 63 años concubinos por que no pagaron la renta en el lugar donde vivían. Vuelva a diseñar el Familiograma?

15.- Los abuelos maternos de la familia en cuestión se llevan muy bien con el hijo de 7, pero muy mal con el primo de 14 años quien muestra afecto por su prima de 13 años, la misma que corresponde, los padres de llevan mal, pelean mucho por falta de dinero, el hijo de 10 años es más apegado a su mama. Diseñe el familiograma con las relaciones interperonales?

ANEXO 6

LISTA DE COTEJO PARA EVALUAR CONTENIDOS PROCEDIMENTALES

IMPLEMENTACION DE CARPETA FAMILIAR Y VISITA FAMILIAR

NOMBRE DEL RESIDENTE:………………………………………………………………………………………………

COMUNIDAD:………………………………………MUNICIPIO:……………………………………………………….

FECHA DE LLENADO:…………………………………………………

CRITERIO DE EVALUACION	SI	NO
En el tercer acompañamiento el residente ha logrado carpetizar el 100% de su área de influencia		
Ha llenado correctamente todas las Carpetas de sus comunidades		
Las Carpetas se encuentran ordenadas por comunidades y por orden alfabético		
Todas las carpetas están clasificadas de acuerdo al riesgo familiar y biológico		
Las historias clínicas de todos los integrantes de la familia se encuentran en la Carpeta.		
El Residente sabe interpretar correctamente la Carpeta Familiar		
Durante la Visita Familiar el residente se presenta como es debido a la familia		
El Residente habla en el idioma propio de la Comunidad		
El Residente crea un ambiente de confianza con los integrantes de la familia		
El Residente indaga sobre el estado de salud de todos los integrantes de la familia aunque no estén presentes en el momento		
Los integrantes de la familia se sienten cómodos con la presencia del Residente		

FIRMA JEFE DE ENSEÑANZA   **FIRMA RESIDENTE**

RUBRICA PARA MESA REDONDA

ANEXO 7

CRITERIO A EVALUAR	NIVEL				RESIDENTE 1	RESIDENTE 2	RESIDENTE 3	RESIDENTE 4
	EXELENTE (4)	SATISFACTORIO (3)	PUEDE MEJORAR (2)	INADECUADO (1)				
Expresión de Conceptos e ideas de forma clara y entendible	Expone sus conceptos e ideas de forma clara y entendible	Expone sus ideas y conceptos de forma clara pero usa muletillas	Deja a medias sus ideas y conceptos no termina de exponerlas	No se entiende lo que quiere exponer				
Exposición de resultados de trabajo de forma clara y precisa	Expone sus resultados de forma clara y precisa	Expone sus resultados de forma clara le falta precisión	Sus resultados son ambiguos poco comprensibles	No se entienden los resultados que quiere exponer				
Argumentación de ideas y conceptos convincente para los demás	Convence a los demás de sus ideas y conceptos	Cuesta convencer a los demás e sus ideas y conceptos	Los demás refutan fácilmente sus ideas y conceptos	No tiene argumentos para sus ideas y conceptos				
Defensa de hipótesis con argumentos claros	Defiende su hipótesis con argumentos claros	Defiende su hipótesis con argumentos poco convincentes	Su hipótesis no tiene argumentación	No puede defender su hipótesis.				
Lógica en ideas que se argumentan	Tiene lógica en lo que expresa	A intervalos se sale del tema	Se confunde con facilidad	No hay lógica en lo que argumenta.				

ANEXO 8

<u>APTHAPI</u>

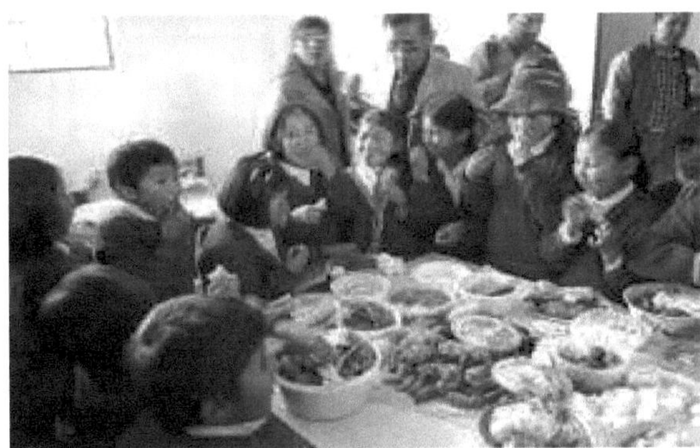

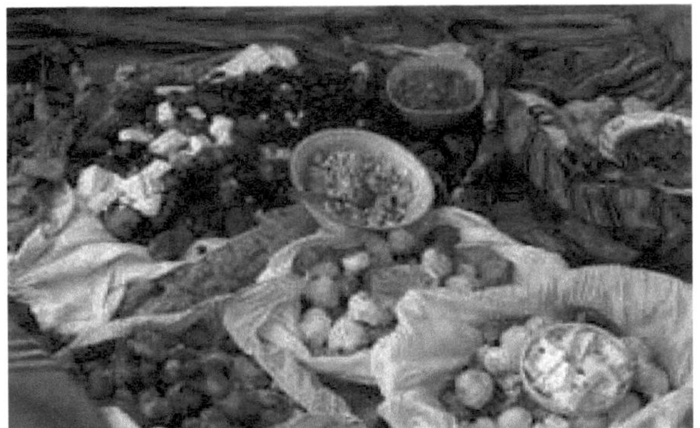

PANIFICACION DE AULA SALA SITUACIONAL

CONSTRUCCION Y ELABORACION DE LA SALA SITUACIONAL

4. Datos generales

Universidad: Universidad "Mayor de San Simón"
Facultad: Facultad de Medicina
Residencia: Residencia en Salud Familiar Comunitaria Intercultural (SAFCI)
Año/ Semestre: 2do Año
Asignatura: Familia Comunitaria y Prevención
Docente: Dr. Juan Alberto Montaño Hinojosa
Cantidad de estudiantes: 16 Residentes de 2do año
Tema: Construcción y Elaboración de la Sala Situacional
Total de horas planificadas: 12 Horas

2. Competencias médicas en la que se circunscribe la planificación y resultados de aprendizaje

Competencias médicas	Campos de competencia	Resultados de aprendizaje
COMPETENCIAS ESPECIFICAS Promoción de la salud y Prevención de la enfermedad	• Reconocimiento de amenazas a la salud de los individuos o comunidades en riesgo • Capacidad para cumplir, cuando se apropiado, los principios básicos de la prevención de enfermedades y la promoción de la salud	• **CONOCIMIENTOS TEORICOS DE LA SALA SITUACIONAL**
Procedimientos práctico	• Procedimientos con propósitos de diagnóstico o terapéutico, involucran el uso de instrumentos o aparatos	• **CONSTRUCCION DE LA SALA SITUACIONAL** • **INTERPRETACION DE LA SALA SITUAICONAL**

3. Propósito

Desarrollen criterios para utilizar críticamente la información disponible en la elaboración de estrategias para abordar las problemáticas en salud identificadas.

4. Contenidos

Conceptuales	Procedimentales	Actitudinales
CONOCIMIENTOS TEORICOS DE LA SALA SITUACIONAL	• CONSTRUCCION DE LA SALA SITUACIONAL • INTERPRETACION DE LA SALA SITUAICONAL	

5. Secuencia didáctica

Momentos	Situaciones didácticas	Recursos	Tiempo	Evaluación
Inicio: 1.- Pre instruccional a) Presentación de propósitos	El propósito y las competencias se darán a conocer al inicio del curso luego del registro de los alumnos y se facilita la bibliografía.		10 minutos	No es necesario evaluar
b) Motivación	Se realizan Preguntas abiertas para despertar el interés por el tema de los Residentes, para generar lluvia de ideas: - ¿Cuál es la utilidad de la Información de las Carpetas Familiares? - ¿Cómo se puede concentrar la Información de las Carpetas Familiares? - ¿Cómo se pueden diseñar estrategias de intervención en la Comunidad con información de las Carpetas Familiares?	Presentación en power point Data display, laptop, marcadores no permanentes, pizarra acrílica	20 minutos	

c) Recuperación de Conocimientos previos	Para esta parte se solicita a los Residentes que presenten un Ensayo (ANEXO 1) sobre el Conocimiento que tengan sobre: - Proceso de Construcción de la Sala Situacional. - Interpretación de la Sala Situacional.	Ensayo en formato físico de los Residentes	30 minutos	Evaluación Diagnostica: Lluvia de Ideas
Desarrollo: 2.- Coinstruccional d) Contrastación de conocimientos previos con nuevos contenidos. e) Estructuración de conocimientos nuevos	- Exposición participativa del Tema usando Presentación en Power Point (ANEXO 2). - Discusiones grupales de 4 personas que concluyan en al menos 5 estrategias para implementar la Sala Situacional	- Tema a exponer en Power Point - Paleógrafos, Marcadores no permanentes, cinta de pegar, pizarra acrílica.	- 40 minutos	Resolución de problemas, prueba objetiva (ANEXO 3).
f) Aplicabilidad g) Productos	- Elaboración y Construcción de la Sala Situacional. - Interpretación de la Sala Situacional. - Sala Situacional implementada completa - Plan de seguimiento a familias en alto y mediano riesgo.	- Bases de plastoformo, chinches de color, lápices de color, casas a escala, borradores, tablas de madera, reglas, pegamento. - Sala Implementada - Plan de seguimiento en físico	- tres meses - 1 día por residente durante los acompañamientos.	Técnica de Observación, Lista de Cotejo (ANEXO 4).

Finalización: 3.- Post-instruccional h) Síntesis	- Discusiones grupales donde residentes discuten los casos más relevantes que encontraron al realizar la Sala Situaiconal y como lo solucionaron.	- Paleógrafos, marcadores no permanentes, cinta de pegar	30 minutos	- Evaluación Formativa: Técnica de Discusión, Rubrica (ANEXO 5).
i) Metacognicion	- Los grupos elaboran conclusiones sobre la eficacia de las estrategias que emplearon.	- Paleógrafos, marcadores no permanentes, cinta de pegar	20 minutos	
j) Celebración	- Cierre del Tema, Actividad Lúdica Convivencia (Apthapi).	- Cada Residente debe traer algún alimento de su comunidad a ser compartido entre todos (ANEXO 6).	Sin límite de tiempo	

PLANILLA ANALITICA

PLANIFICACION DE LA EVALUACION DE APRENDIZAJES

Universidad: Universidad "Mayor de San Simón"
Facultad: Facultad de Medicina
Residencia: Residencia en Salud Familiar Comunitaria Intercultural (SAFCI)
Año/ Semestre: 2do Año
Asignatura: Familia Comunitaria y Prevención
Docente: Dr. Juan Alberto Montaño Hinojosa
Cantidad de estudiantes: 16 Residentes de 2do año
Tema: Construcción y Elaboración de la Sala Situacional

Competencia	Campo de competencia	Resultados de aprendizaje	Tipo de contenido a evaluar	Técnicas de Evaluación	Instrumentos de evaluación	Medios/recursos para evaluar	Tipo de evaluación			Sujeto evaluador			Puntaje asignado %
							D	F	S	A	C	H	
Promoción de la salud y Prevención de la enfermedad	• Reconocimiento de amenazas a la salud de los individuos o comunidades en riesgo. • Capacidad para cumplir, cuando se apropiado, los principios básicos de la prevención de enfermedades y la promoción de la salud.	CONSTRUCCION DE LA SALA SITUACIONAL	PROCEDIMETAL	OBSERVACION	LISTA DE COTEJO	SALA SITUACIONAL IMPLEMENTADA			X			X	60
		CONOCIMIENTOS TEORICOS DE LA SALA SITUACIONAL	CONCEPTUAL	RESOLUCION DE PROBLEMAS	PRUEBA OBJETIVA	TOMA DE EXAMEN			X			X	30

Obtener y utilizar la información	• Registro, recuperación, análisis de información utilizando varios métodos, incluyendo las computadoras	INTERPRET ACION DE LA SALA SITUAICON AL	PROCEDIMEN TAL	OBSERVACI ON	LISTA DE COTEJO	SALA SITAUCIONAL IMPLEMENTA DA			X			X	10
		ESTRATEGI AS DE COMUNIC ACIÓN CON LA FAMILIA Y COMUNID AD	ACTITUDINAL	ANALISIS DE DISCURSO	RUBRICA	MESA REDONDA		X			X		

BIBLIOGRAFIA SALA SITUACIONAL

1.- Ministerio de Salud. Guía para la Implementación de la Sala Situacional en Salud. Serie de Documentos técnico-normativos

2.- Ministerio de Salud. Guía de la Visita Familiar. Serie de Documentos Técnico-Normativos. Publicacion 411. Gestion 2015. La Paz-Bolivia.

3.- http://www.sns.gob.bo

ANEXOS SALA SITUACIONAL

FORMATO DE ENSAYO

ANEXO 1

1.- Introducción: Debe contener la problemática que dio origen a los cuestionamientos que se hizo el autor, el marco teórico y la pregunta o hipótesis a tratar en el ensayo. Generalmente se requiere un mínimo de dos párrafos, aunque suelen ser más. La problemática debe tener importancia e interés. También en este punto se anticipa en forma breve el punto de vista que adoptará el desarrollo. En otras palabras, el objetivo del trabajo.

2.- Desarrollo: Es en este punto donde se comienzan a desarrollar las ideas principales del autor con el fin de comprobar su hipótesis. Es importante recordar que un párrafo es aquel que está compuesto por una idea central y tres o cuatro ideas secundarias. Las ideas secundarias son aquellas que confirman la idea central. Pueden ser citas de autores expertos o bibliográficas, estadísticas, desarrollos de ideas fundamentadas en diversas fuentes, ejemplos y contraejemplos, y preguntas que inviten a la discusión o debate y que se relacionan con las ideas principales del texto.

3.- Conclusión: En esta se hace una paráfrasis de todo lo anterior. Se pueden sintetizar los párrafos anteriores, formular la opinión personal o los comentarios personales de los aspectos tratados o se puede invitar a otros textos o debates al respecto.

MODELO DE ENSAYO

1. Título atractivo

2. Introducción

- Redacta la idea principal del ensayo.
- Usa la cita de un experto en el tema, cita de un autor de un artículo científico para apoyar la idea y fundamenta.
- Formula una pregunta que será respondida en el desarrollo del ensayo y que relacione la idea principal del resto del texto o párrafos.

3. Desarrollo

Primer Párrafo

- Plantea una idea y apóyala con una cita textual de experto o bibliografía.
- Fundamenta la idea planteada con información obtenida sobre el tema. Segundo Párrafo - Desarrolla una segunda idea con información obtenida de diversas fuentes.
- Da ejemplos claros referentes a la idea.
- Formula preguntas que inviten a la discusión o al debate y que se relacionen con la idea principal del párrafo siguiente. Tercer Párrafo. Desarrolla una tercera idea.
- Apoya la idea con una cita textual de un experto o de bibliografía.
- Fundamenta la idea con información al respecto obtenida de diversas fuentes.

4. Conclusión

- Haz una paráfrasis de todo lo anterior sintetizando los párrafos anteriores.

PRESENTACION POWER POINT SALA SITUACIONAL

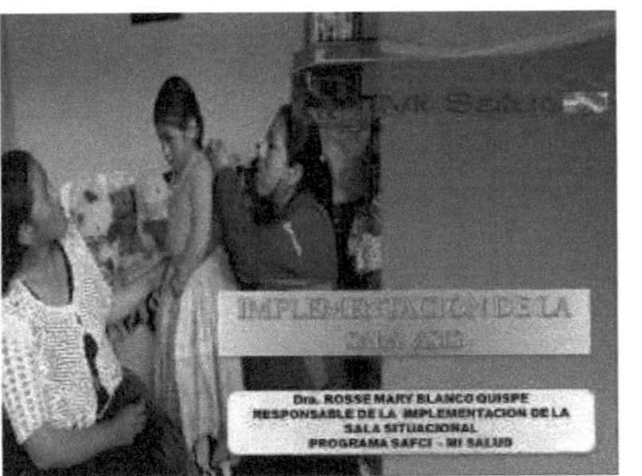

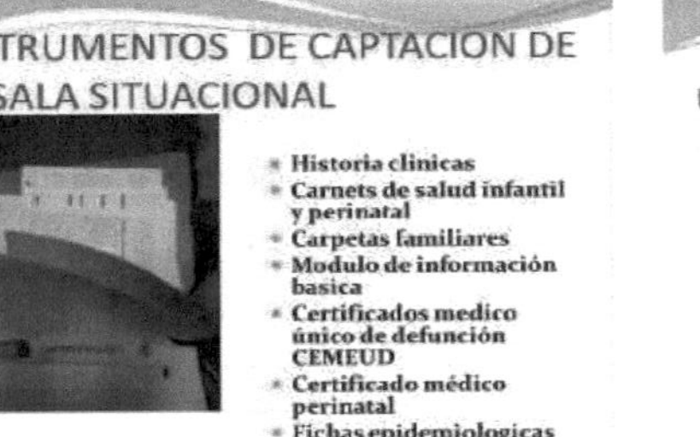

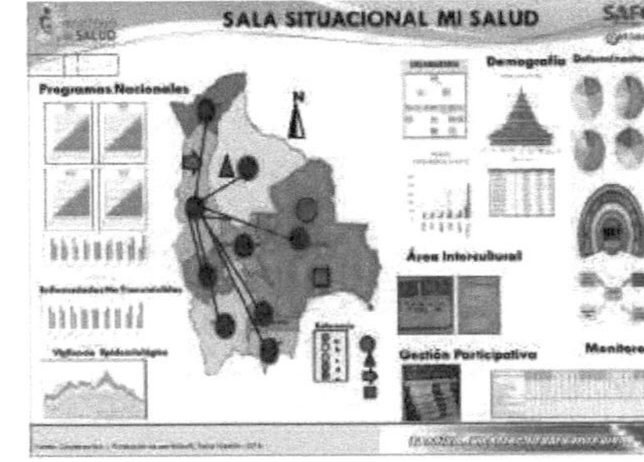

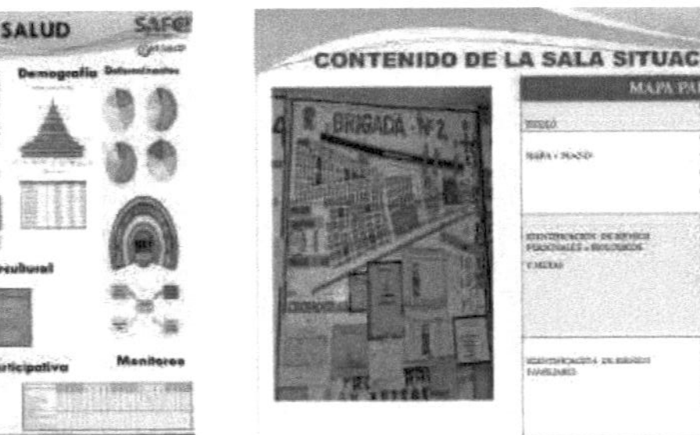

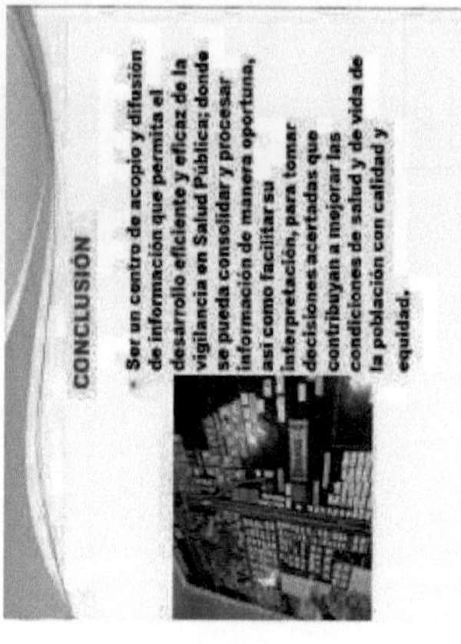
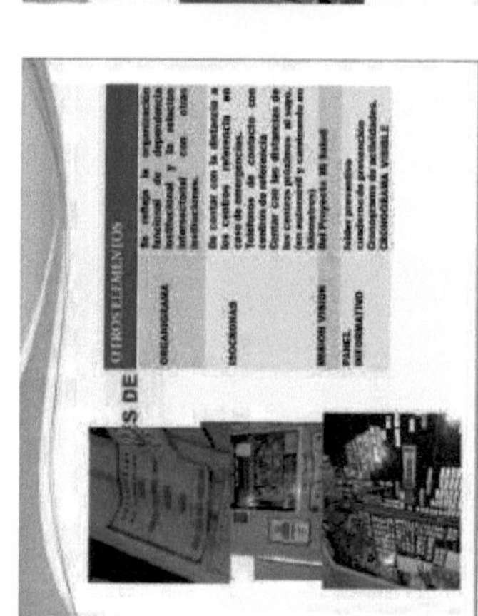
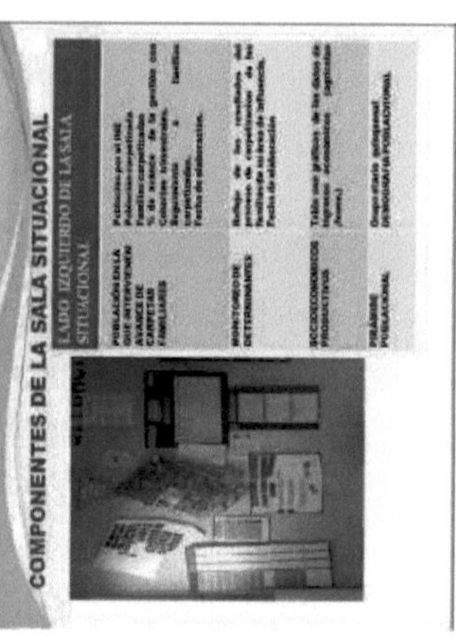
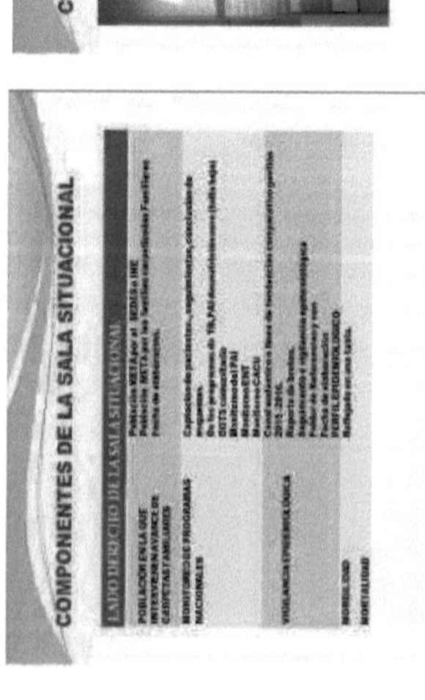
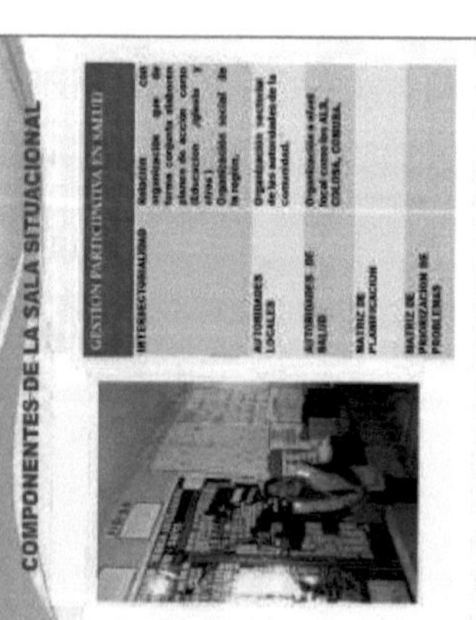

ANEXO 3

CUESTIONARIO PARA EVALUAR CONTENIDOS CONCEPTUALES

CONSTRUCCION Y ELABORACION DE LA SALA SITUACIONAL

NOMBRE DEL RESIDENTE:...

COMUNIDAD:...MUNICIPIO:..

FECHA:...C.I.:...

I) EN EL SIGUIENTE GRUPO DE PREGUNTAS ENCIERRE EN UN CIRCULO CUAL ES LA OPCION CORRECTA

1.- Encierre en un Círculo la Respuesta Correcta

    A.- La Sala Situacional se elabora solo con datos del MIB
    <u>B.- La Sala Situacional se elabora con datos de las Carpetas Familiares</u>
    C.- la construcción y elaboración de la Sala Situacional está a cargo de los Médicos SAFCI
    D.- La Sala Situacional debe estar siempre en el Servicio de Salud

2.- En relación a la función de la Sala Situacional

    <u>A.- Refleja la situación de salud de un lugar</u>
    B.- Sirve para tener una idea del número de comunidades que cubre el servicio de salud.
    C.- Para su construcción y elaboración es necesario la solicitud de permiso y material al Municipio correspondiente.
    D.- Sirve como guía para tener un aproximado del número de pacientes que se atiende.

3.- Respecto a las Partes de la Sala Situacional

    A.- En la Parte central debe estar las determinantes de la Salud en base a las Carpetas Familiares.
    B.- En la Parte central debe ir lo referente a Medicina Tradicional e Interculturalidad
    <u>C.- En la parte central debe ir el Croquis o Mapa de las Comunidades que cubre el servicio de salud.</u>
    D.- En la parte central debe ir el Cronograma del plan de seguimiento de las Familias más vulnerables.

4.- En relación a la elaboración de la Sala Situacional

A.- <u>El Croquis debe mostrar el número de familias por comunidad y que deben coincidir con la Carpeta Familiar.</u>
B.- Para la construcción de la Sala Situacional es necesario que todas las Comunidades estén Carpetizadas al 100%
C.- La Sala Situacional tiene un tiempo de vida determinado luego del cual se debe construir otra.
D.- Los datos de los programas nacionales y registros de enfermería como vacunación no deben ir en la Sala Situacional

5.- En relación al Mapa o Croquis

A.- Se construye con referencias que dan los dirigentes y las familias encuestadas.
B.- Se construye en base a datos demográficos proporcionados por instancias competentes como la Gobernación.
C.- <u>Debe contener, además de las casas, puntos de referencia como ríos, escuelas, etc.</u>
D.- Su construcción es estática no se actualiza

II).- EN EL SIGUIENTE GRUPO DE PREGUNTAS RESPONDA SI EL ENUNCIADO ES FALSO O VERDADERO

6.- La Sala Situacional sirve para diseñar planes y estrategias de intervención **V** **F**

7.- El croquis debe ser lo más exacto posible **V** **F**

8.- La elaboración está a cargo del Medico SAFCI, en su defecto el Medico ELAM **V** **F**

9.- La Sala situacional se actualiza en promedio cada tres meses **V** **F**

10.- No se hace diferencia entre familias de diferentes grados de riesgo **V** **F**

III).- LEA ATENTAMENTE Y REPONDA CON LETRA CLARA, LEGIBLE Y CON LAPIZ

11.- Mencione las partes del Croquis?

12.- Si el 76% de las familias de todas las Comunidades está en riesgo amarillo, como se interpreta ese dato según la Sala Sitaucional?

13.- Mencione al menos tres beneficios de elaborar la Sala Sitaucional?

14.- Defina que es Sala SItuacional ?

15.- Indique las partes de una Sala Situacional?

ANEXO 4

LISTA DE COTEJO PARA EVALUAR CONTENIDOS PROCEDIMENTALES

ELABORACION E INTERPRETACION DE LA SALA SITUACIONAL

NOMBRE DEL RESIDENTE:..

COMUNIDAD:..MUNICIPIO:..……..

FECHA DE LLENADO:...……..

CRITERIO DE EVALUACION	SI	NO
Tiene la Sala Situacional implementada		
La Sala Situacional está ubicada en un ambiente adecuado		
Las viviendas están debidamente identificadas por riesgo		
La Sala cuenta con herbolario de plantas medicinales		
La sala cuneta con datos de programas nacionales		
La sala cuenta con plan de intervención a las familias de mayor riesgo		
Residente interpreta correctamente la Sala Situacional		
Los domicilios con pacientes riesgosos están debidamente identificados por color		
La Sala cuenta con matriz de priorización de problemas elaborado junto con la Comunidad		

FIRMA JEFE DE ENSEÑANZA   **FIRMA RESIDENTE**

RUBRICA PARA MESA REDONDA

ANEXO 5

CRITERIO A EVALUAR	NIVEL				RESIDENTE 1	RESIDENTE 2	RESIDENTE 3	RESIDENTE 4
	EXELENTE (4)	SATISFACTORIO (3)	PUEDE MEJORAR (2)	INADECUADO (1)				
Expresión de Conceptos e ideas de forma clara y entendible	Expone sus conceptos e ideas de forma clara y entendible	Expone sus ideas y conceptos de forma clara pero usa muletillas	Deja a medias sus ideas y conceptos no termina de exponerlas	No se entiende lo que quiere exponer				
Exposición de resultados de trabajo de forma clara y precisa	Expone sus resultados de forma clara y precisa	Expone sus resultados de forma clara le falta precisión	Sus resultados son ambiguos poco comprensibles	No se entienden los resultados que quiere exponer				
Argumentación de ideas y conceptos convincente para los demás	Convence a los demás de sus ideas y conceptos	Cuesta convencer a los demás e sus ideas y conceptos	Los demás refutan fácilmente sus ideas y conceptos	No tiene argumentos para sus ideas y conceptos				
Defensa de hipótesis con argumentos claros	Defiende su hipótesis con argumentos claros	Defiende su hipótesis con argumentos poco convincentes	Su hipótesis no tiene argumentación	No puede defender su hipótesis.				
Lógica en ideas que se argumentan	Tiene lógica en lo que expresa	A intervalos se sale del tema	Se confunde con facilidad	No hay lógica en lo que argumenta.				

ANEXO 6

<u>APTHAPI</u>

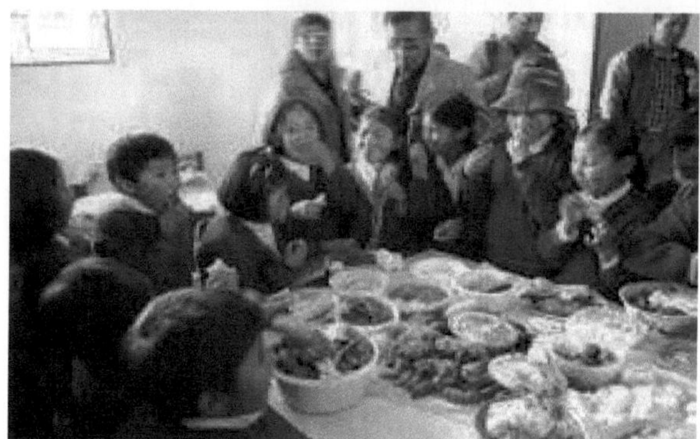

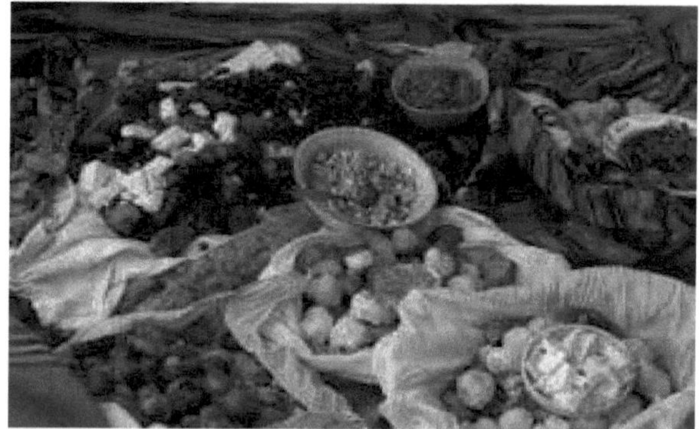

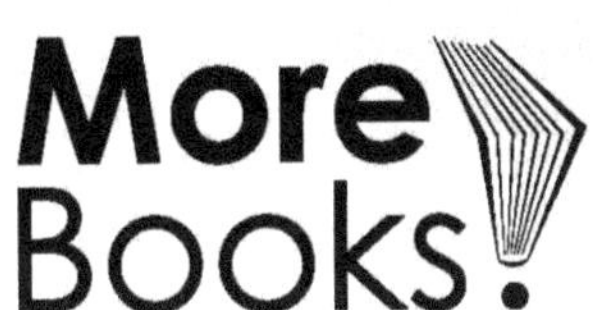

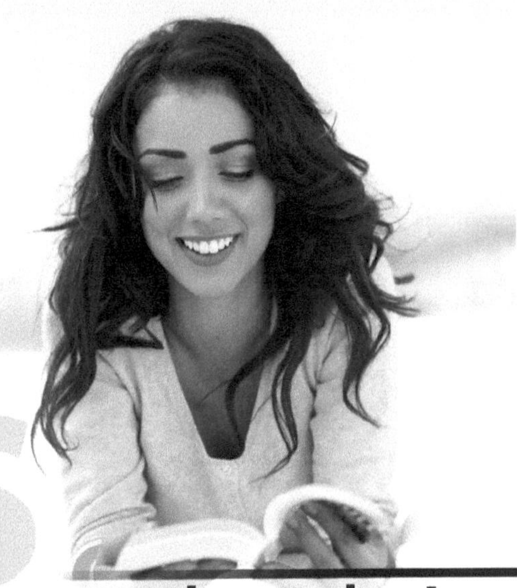

Buy your books fast and straightforward online - at one of the world's fastest growing online book stores! Environmentally sound due to Print-on-Demand technologies.

Buy your books online at

www.get-morebooks.com

¡Compre sus libros rápido y directo en internet, en una de las librerías en línea con mayor crecimiento en el mundo! Producción que protege el medio ambiente a través de las tecnologías de impresión bajo demanda.

Compre sus libros online en

www.morebooks.es

SIA OmniScriptum Publishing
Brivibas gatve 1 97
LV-103 9 Riga, Latvia
Telefax: +371 68620455

info@omniscriptum.com
www.omniscriptum.com

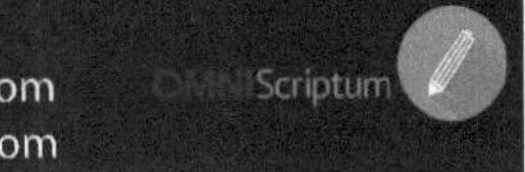

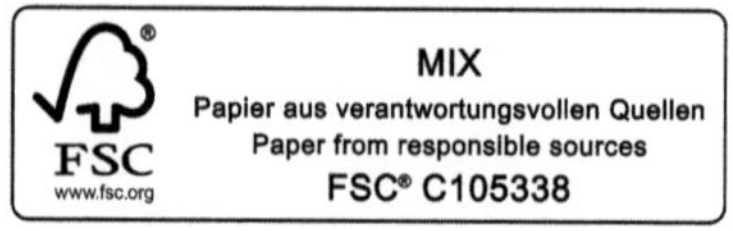

FSC
www.fsc.org
MIX
Papier aus verantwortungsvollen Quellen
Paper from responsible sources
FSC® C105338